心と体を整える おいしい漢方

季節の食養生で不調を改善

CoCo美漢方
田中友也
鍼灸師・国際中医専門員

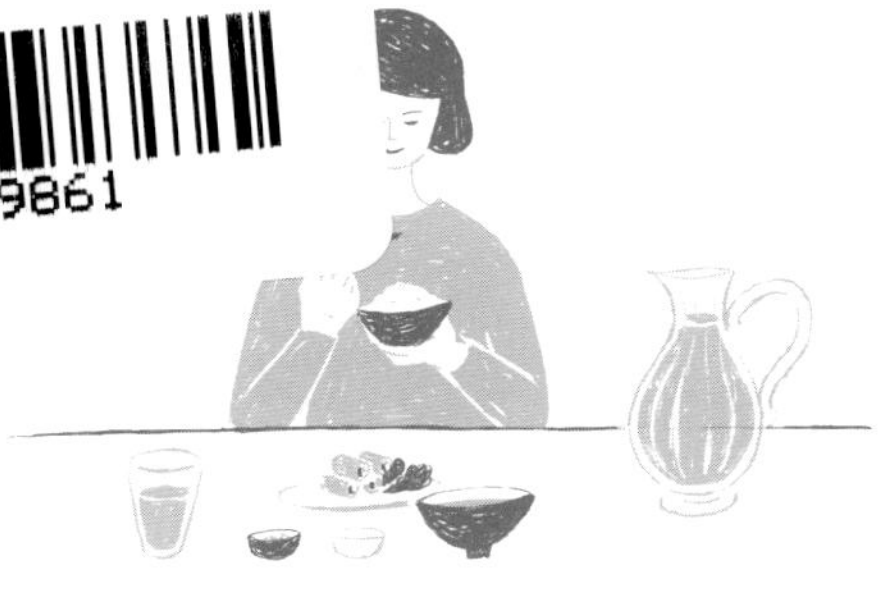

扶桑社

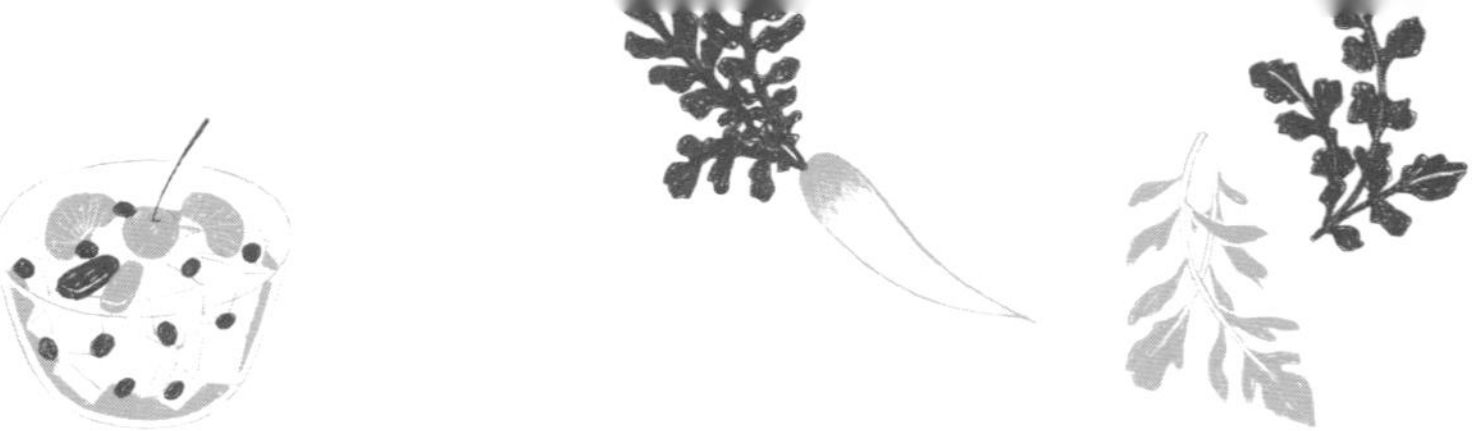

はじめに

病院に行くほどではないけれど、なんだか調子が悪い……。そんなときは漢方による食養生がおすすめです。

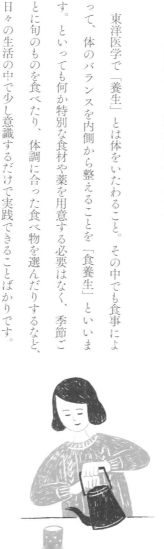

東洋医学で「養生」とは体をいたわること。その中でも食事によって、体のバランスを内側から整えることを「食養生」といいます。といっても何か特別な食材や薬を用意する必要はなく、季節ごとに旬のものを食べたり、体調に合った食べ物を選んだりするなど、日々の生活の中で少し意識するだけで実践できることばかりです。

この本は、体の内側から変化を感じられる食養生を、季節ごとに分類してわかりやすく解説。春の花粉症、夏の熱中症、秋のかぜ、

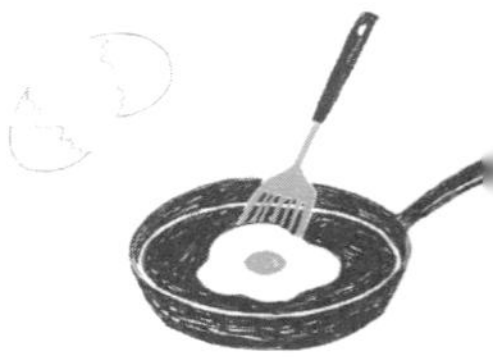

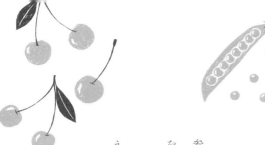

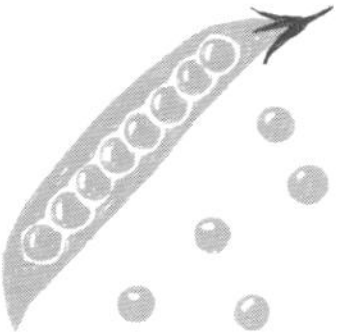

冬の乾燥肌など、その季節ならではのお悩みや不調を数多く網羅しています。養生法はどれもおうちできて、日々の生活に取り入れやすいものばかりです。さらに普段の献立にも役立つ、おいしい漢方ごはんのレシピも数多く収録。巻末付録として困ったときに役立つツボ押し養生も紹介しています。

今、不調を抱えている方はもちろん、特に問題ない方もこの本を参考に季節に合った食生活を送ることで、心の調子や体調を崩すのを防いで健康的な生活を送ることができるはず。

ぜひ、この本が皆さまの暮らしに寄り添い、心と体を健やかに整える一助になれたらうれしいです。

田中友也

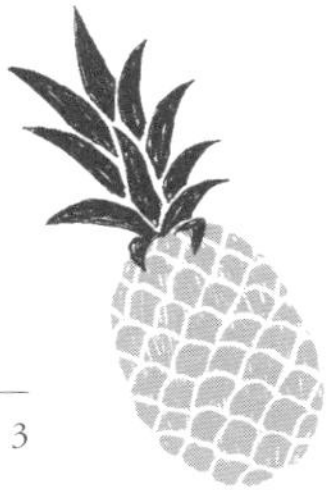

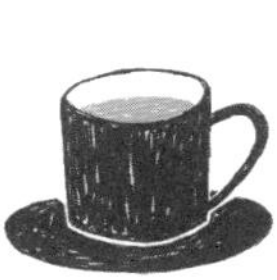

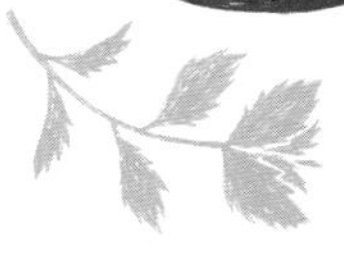

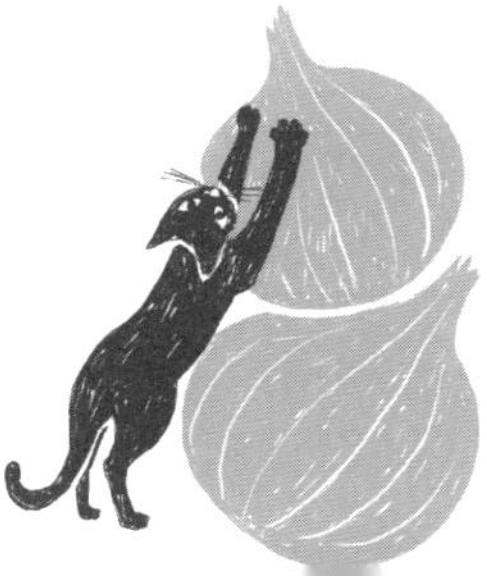

目次

●効果には個人差があります。すべての方に養生の効果があるとは限りません。
●持病がある方、何らかの治療を受けている方、妊娠中・授乳中の方、食物アレルギーのある方は、事前に医師や専門の医療機関に相談してください。
●体に合わない場合、心身に異常や不快を感じた場合は、ただちに中断してください。

1 章

漢方入門

「漢方」は、古から伝わる自然の教え。
心と体を養う方法を教えてくれます。
奥深いものですが難しくはありません。
まずは基本を知っておきましょう。

漢方の基本は〃人間も自然の一部〃という考え方

　漢方を含む東洋医学は、〃人間も自然の一部〃という考え方を基本としています。季節や体質、生活習慣、食事の摂り方といった体を取り巻くさまざまな状態を総合的に見て治療をするのです。

　東洋医学では、「気《き》」「血《けつ》」「水《すい》」の3つの要素が体の中を巡ることで健康が保たれると考えます。また生命活動に必要な5つの機能を「五臓」といい、互いにバランス良く働くことで、健康な状態をキープします。しかし、それらのバランスが崩れると病気や不調が起こる場合も。バランスを崩す要因は、季節や環境の変化、生活の乱れなどさまざま。これらを見直し、全体のバランスを整えることを「養生」といいます。

　養生の中でも、食事で症状を改善したり、また病気を未然に防いだりすることを「食養生」といいます。食養生では、「五性」と「五味」という考え方を知ることが大切です。五味は食べ物の味を、五性は食べ物の性質を5つに分類したもの。食材がもつさまざまな効果と、それらが関係しあって体に与える作用を知ると、毎日の食事に役立てることができます。

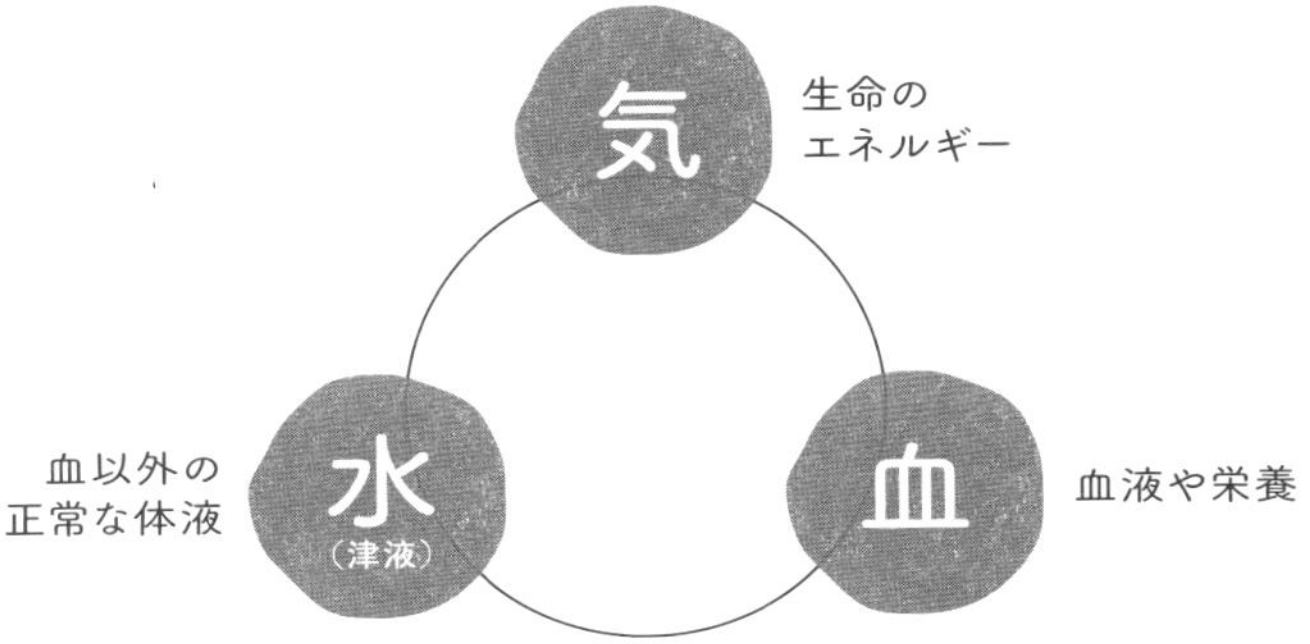
気
生命の
エネルギー
水
（津液）
血以外の
正常な体液
血
血液や栄養

心身の健康を保つには「気血水」のバランスが重要

人の体は、生命エネルギーの「気」、血液を含む栄養物質の「血」、唾液やリンパ液、汗などの体液の「水」で構成されるという考え方が「気血水」の理論です。

この3つの要素がバランス良く整っているのが健康な状態で、どれかが不足したり停滞したりしてバランスが崩れると、体に不調が起きます。たとえば、気が不足すると体が疲れやすく、かぜをひきやすくなり、血が不足すると貧血やめまいが起きやすくなり、水が停滞すると下痢やむくみ、胃の不調などを引き起こします。

東洋医学では、健康な状態以外に気血水のバランスによって体質を8つに分類します。次のページで自分のタイプを知って、体質改善につなげましょう。

体質をチェックしてみましょう ☑

該当するものをチェック。3つ以上当てはまるところがあなたの体質です。

エネルギーが不足 気虚《ききょ》タイプ

- □ 朝起きられない
- □ 疲れを感じやすい
- □ だるさがなかなか抜けない
- □ 声に力がない
- □ 胃腸が弱い
- □ 下痢をしやすい
- □ かぜをひきやすい
- □ すぐ息切れする
- □ 汗をかきやすい
- □ 集中力が続かない
- □ 食後に眠気に襲われる

気が不足している状態。エネルギー不足なので、疲れやだるさを感じやすく、胃腸も弱り気味で、かぜをひきやすい傾向も。

食事のポイント

エネルギーになるものを食べましょう。体が冷えやすいので、消化が良く、体が温まる食材を選ぶことも大切です。

おすすめ食材

米類、豆類、いも類、かぼちゃなど

避けたい食べ物

刺激の強いものを食べると汗と一緒に気が出ていってしまうので注意。甘いもの、濃い味つけのものなど胃腸に負担がかかるものも控えめに。

気の巡りが悪い 気滞《きたい》タイプ

- □ 情緒が不安定
- □ イライラしやすい
- □ ゲップやおなら、ため息が多い
- □ 月経前に体調が悪くなる
- □ 便秘と下痢を繰り返す
- □ 寝つきが悪く、途中で目が覚める
- □ 食欲にムラがある
- □ ストレスで体調が悪くなる
- □ おなかが張る
- □ のどや胸がつかえる

気の巡りが悪く停滞している状態。自律神経の乱れが不調の原因にも。ストレスを溜めやすく、イライラしやすい傾向があります。

食事のポイント

香りの高い野菜をたっぷり摂ると気の巡りが改善され、ストレスも軽減。ハーブティーを飲んでリラックスするのも有用です。

おすすめ食材

セロリ、パクチー、シソ、三つ葉、グレープフルーツやみかんなどの柑橘類など

避けたい食べ物

暴飲暴食は避けるようにしましょう。ストレスが溜まっているときやイライラするときは、味が濃いもの、辛いものもやめておいて。

※複数のタイプをもちあわせたり、季節などでタイプが変わったりすることがあります。

血（栄養）が不足気味

血虚《けっきょ》タイプ

- □顔色が悪く、青白い
- □睡眠が浅い
- □考えをまとめるのが苦手
- □めまいや立ちくらみがする
- □強い不安を感じる
- □目が疲れやすく、かすみやすい
- □爪が割れやすい
- □肌がカサつく
- □顔色がくすんでいる
- □髪の毛が細く、抜け毛も多い

皮膚、筋肉などをつくる血が不足し、体の細部に栄養が届いていない状態です。立ちくらみ、不眠、肌荒れなどが起こりやすい傾向も。

食事のポイント

血を補う働きのある食材を摂ってエネルギーを補充しましょう。無理なダイエットや、栄養不足になるほどの偏食はNGです。

おすすめ食材

にんじん、ほうれんそう、イカ、たこ、レバー、ぶどうなど

避けたい食べ物

冷たいもの、生もの、脂っこいもの、辛いもの、甘いものなど胃腸に負担をかけるものは控えめに。インスタント食品も摂り過ぎないように注意。

血の巡りが悪い

瘀血《おけつ》タイプ

- □刺すような頭痛がたびたびある
- □肩こりがつらい
- □月経痛が重い、塊状の経血が出る
- □顔色がくすんでいる
- □目の下にクマができやすい
- □シミやそばかす、あざができやすい
- □唇、歯ぐきの色が暗い
- □手足が冷える
- □デコボコしたニキビ痕がある
- □マッサージすると楽になる

ストレスや冷え、更年期などで血の巡りが悪くなっている状態です。老廃物も溜まりやすくなっています。肩こりや頭痛になりがち。

食事のポイント

青魚など血の巡りを良くする食材を摂りましょう。冷えも大敵なので、冷たいものは避けて。飲み物も常温かホットがおすすめです。

おすすめ食材

鰯やサンマなどの青魚、玉ねぎ、らっきょう、桃、酢など

避けたい食べ物

肉類や揚げ物、バター、生クリームなど脂肪が多いもの、チョコレートやケーキなど甘いもの、味の濃い料理は血の巡りを悪くするので控えめに。

潤いが足りない

陰虚《いんきょ》タイプ

□よくのどが渇く
□寝汗をかきやすい
□肌が乾燥する
□便秘やコロコロ便のことが多い
□目がかすむ
□体型はやせ型だ
□すぐに頬が赤くなる
□熱っぽさを感じることが多い
□体がほてったり、のぼせたりする
□から咳が出る
□手のひらや足の裏が熱い

水が不足し、肌や体内が乾燥している状態です。体内の熱を冷ますことができないため、のぼせ、ほてりなども起きやすくなります。

食事のポイント

体を潤す食材を摂りましょう。梨やぶどうなど甘味と酸味をもつ食材が最適。食事はよく噛んで、消化を良くすることも大切です。

おすすめ食材

梨、ぶどう、いちご、豆腐、白ごま、豚肉、たまご、牡蠣など

避けたい食べ物

大量に汗をかくと、体から水分が出て潤いが足りなくなるので要注意。辛過ぎるもの、熱過ぎるもの、お酒の飲み過ぎは控えるようにしましょう。

不要な水が停滞している

痰湿《たんしつ》タイプ

□手足がむくみやすい
□太り気味、または水太りでぷよぷよ
□全身が重くてだるい
□めまい、吐き気がする
□雨の日は体調が悪い
□胸のつかえを感じる
□胃がムカムカしやすい
□甘いもの、脂っこいものが好き
□食欲がなくなると味を感じない
□痰がよく出る
□下痢や軟便になりやすい

水分代謝が悪く、体の中に余分な水分が溜まってしまい、むくみやすい状態です。湿気の多い日に体調を崩しやすい傾向もあります。

食事のポイント

食物繊維の多い食品を摂ると、余分な水分や老廃物を排出する効果があります。あっさりした味つけの、温かい料理を選びましょう。

おすすめ食材

緑豆もやし、春菊、たけのこ、わかめ、さといもなど

避けたい食べ物

水分の摂り過ぎはNG。脂っこいものや味の濃いもの、冷たい食べ物もなるべく控えましょう。暴飲暴食や夜遅い食事も避けた方が無難です。

温める力が不足

陽虚《ようきょ》タイプ

□寒がりで、夏でも寒い
□寒い日や冷房で体調が悪くなる
□暑い日も、温かいものを飲みたい
□おなかや腰まわりが冷たい
□特に下半身が冷える
□むくみやすい
□顔色が青白い
□すぐに息切れする
□トイレが近い
□明け方に下痢をすることがある

体を温める力が低下していて、いくら温めてもいつも冷えている状態。体の冷え、倦怠感、むくみなどが起こりやすい傾向があります。

食事のポイント

体の内側からも外側からも温めることが大切。しょうがや羊肉など、体を温めたり、熱量を上げたりする効果のある食材がおすすめです。

おすすめ食材

しょうが、シナモン、羊肉、エビ、ニラ、鶏肉、鮭、クルミなど

避けたい食べ物

暑い季節でも体を冷やす冷たい飲み物や食べ物は控えましょう。胃腸を冷やすもの、消化の悪いもの、塩分の高いものも避けるように心がけて。

余分な熱がこもっている

陽盛《ようせい》タイプ

□暑がり
□汗をかきやすい
□口臭や体臭が強い
□便やおならが臭い
□呼吸が荒い
□食欲旺盛で脂っこいものが好き
□顔や目がいつも赤い
□のどがよく渇き、冷たいものを飲む
□赤いニキビなど肌トラブルが多い
□興奮しやすく、声が大きい

体内の熱が過剰になり、いつも熱っぽく、暑がりな体質。熱っぽいところは陰虚と似ていますが、陰虚と異なり、潤いは足りています。

食事のポイント

余分な熱を取る働きのある食材を摂りましょう。むくみも気になるときは、クールダウン作用のあるきゅうりがおすすめです。

おすすめ食材

あさり、わかめ、そば、緑茶、きゅうりなど

避けたい食べ物

冷たいものの食べ過ぎや飲み過ぎは避けるように心がけましょう。肉中心の食事、甘いもの、脂っこいもの、刺激が強いものもできるだけ控えて。

中国古来の理論「子《し》午《ご》流《る》注《ちゅう》」は現代生活にも取り入れられる

「子午流注」とは中国最古の医学書『黄帝内経』に記載されている、体の働きと時刻の関係を表したもので、左の図は子午流注をもとに、わかりやすく解説を加えています。「子午」は時刻、「流注」は体の中の血や気、水分の流れという意味で、現在も東洋医学で用いられている考え方です。

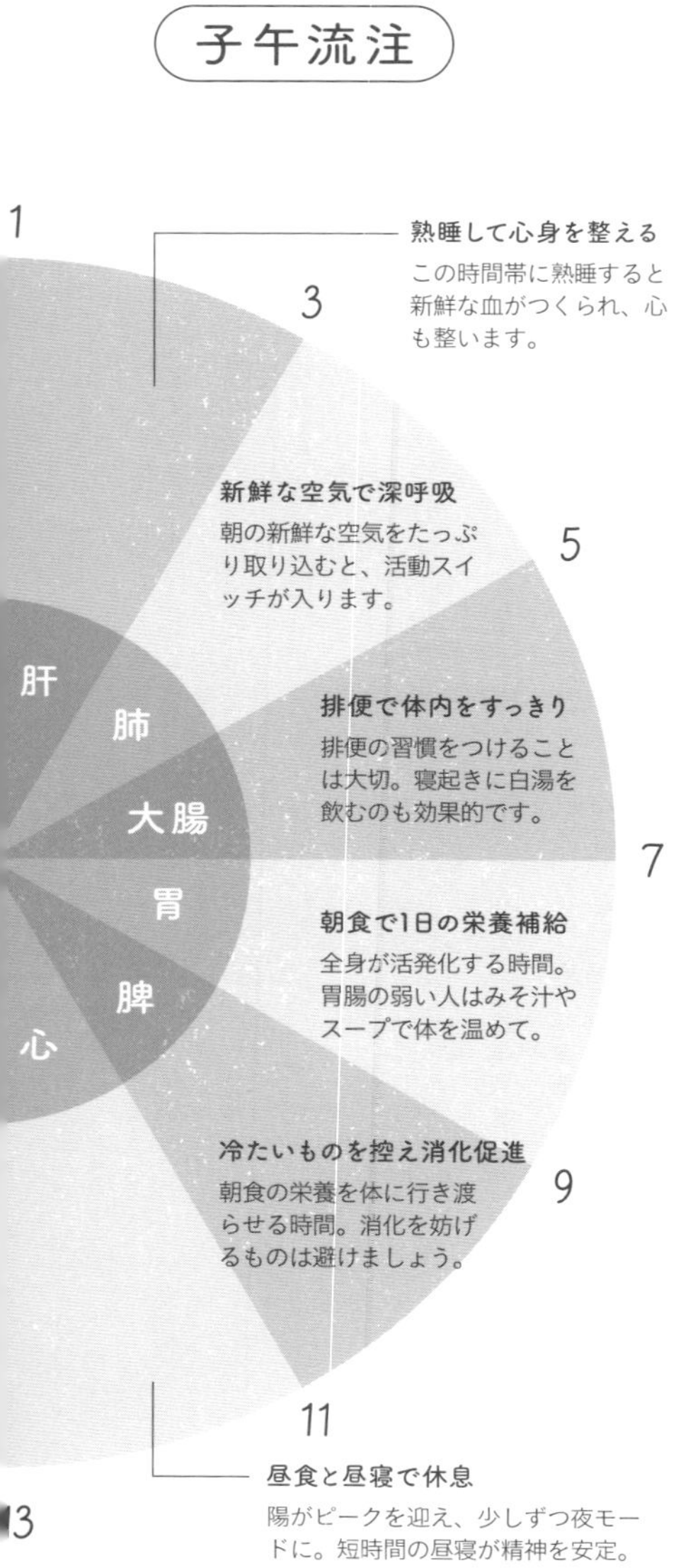
子午流注
1
3
5
7
9
11
13
肝
肺
大腸
胃
脾
心
熟睡して心身を整える
この時間帯に熟睡すると新鮮な血がつくられ、心も整います。
新鮮な空気で深呼吸
朝の新鮮な空気をたっぷり取り込むと、活動スイッチが入ります。
排便で体内をすっきり
排便の習慣をつけることは大切。寝起きに白湯を飲むのも効果的です。
朝食で1日の栄養補給
全身が活発化する時間。胃腸の弱い人はみそ汁やスープで体を温めて。
冷たいものを控え消化促進
朝食の栄養を体に行き渡らせる時間。消化を妨げるものは避けましょう。
昼食と昼寝で休息
陽がピークを迎え、少しずつ夜モードに。短時間の昼寝が精神を安定。

1日24時間を2時間ごとに12等分し、それぞれの時間帯に活発に働くとされる臓腑《ぞうふ》を示しています。そして、その時間帯に、どんな行動をしたらいいかということも指南しています。

子午流注も、東洋医学のベースである「人間も自然の一部である」という考え方をもとにしていて、体をいたわる知恵がたくさん詰めこまれています。およそ2000年前の考え方なので、現代の生活とはずれているところもあり、すべてを取り入れるのは難しいかもしれませんが、少しでも1日の体の動きを知って、意識して生活してみてください。行動や体のいたわり方が変わると、体は自然の流れに近づいていきます。そうすると、体が軽く、楽になったように感じるはずです。

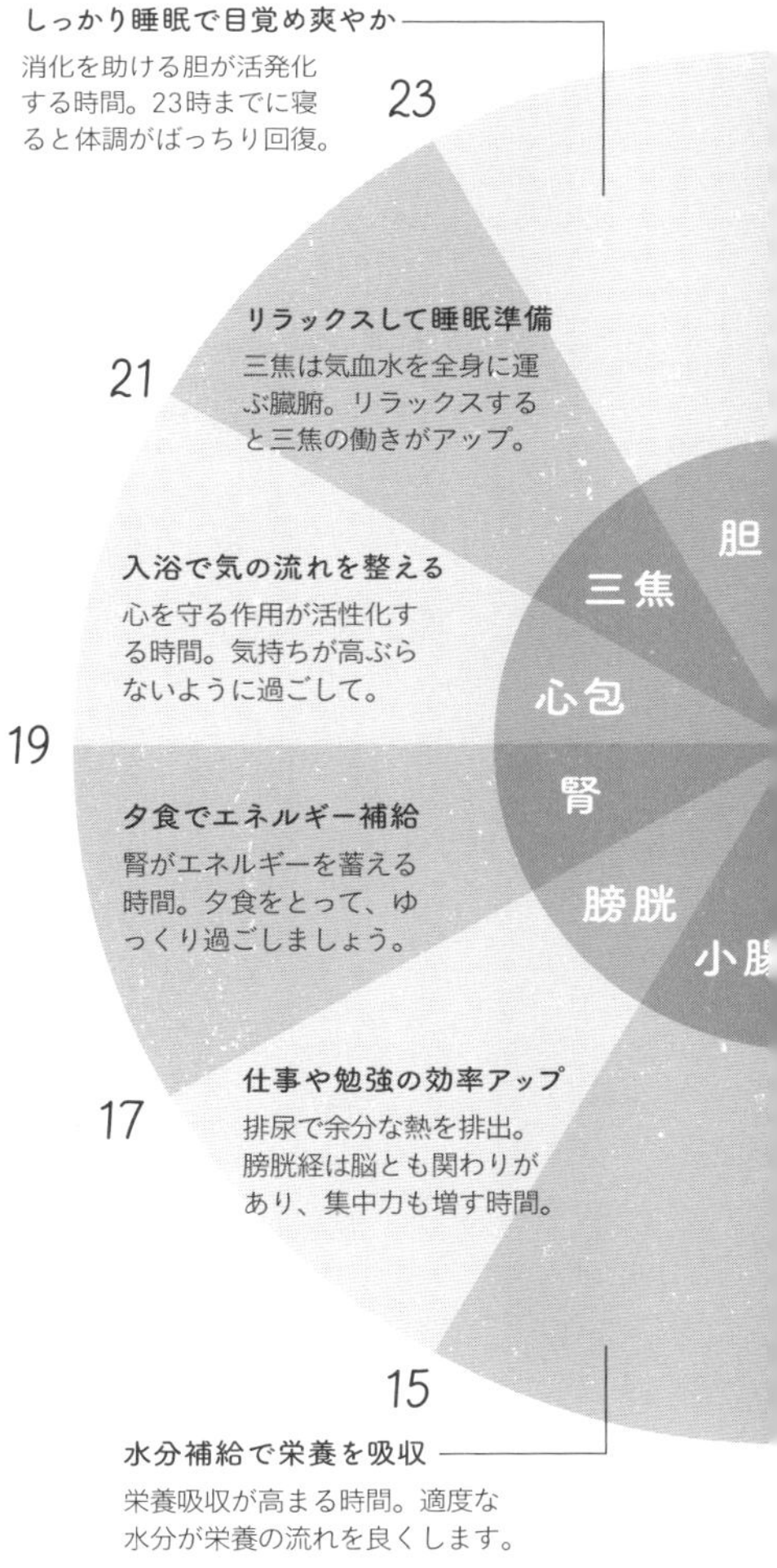
しっかり睡眠で目覚め爽やか
消化を助ける胆が活発化する時間。23時までに寝ると体調がばっちり回復。
23
リラックスして睡眠準備
三焦は気血水を全身に運ぶ臓腑。リラックスすると三焦の働きがアップ。
21
入浴で気の流れを整える
心を守る作用が活性化する時間。気持ちが高ぶらないように過ごして。
19
夕食でエネルギー補給
腎がエネルギーを蓄える時間。夕食をとって、ゆっくり過ごしましょう。
17
仕事や勉強の効率アップ
排尿で余分な熱を排出。膀胱経は脳とも関わりがあり、集中力も増す時間。
15
水分補給で栄養を吸収
栄養吸収が高まる時間。適度な水分が栄養の流れを良くします。
胆
三焦
心包
腎
膀胱
小腸

体を温めたり冷やしたりする食材の性質「五性」

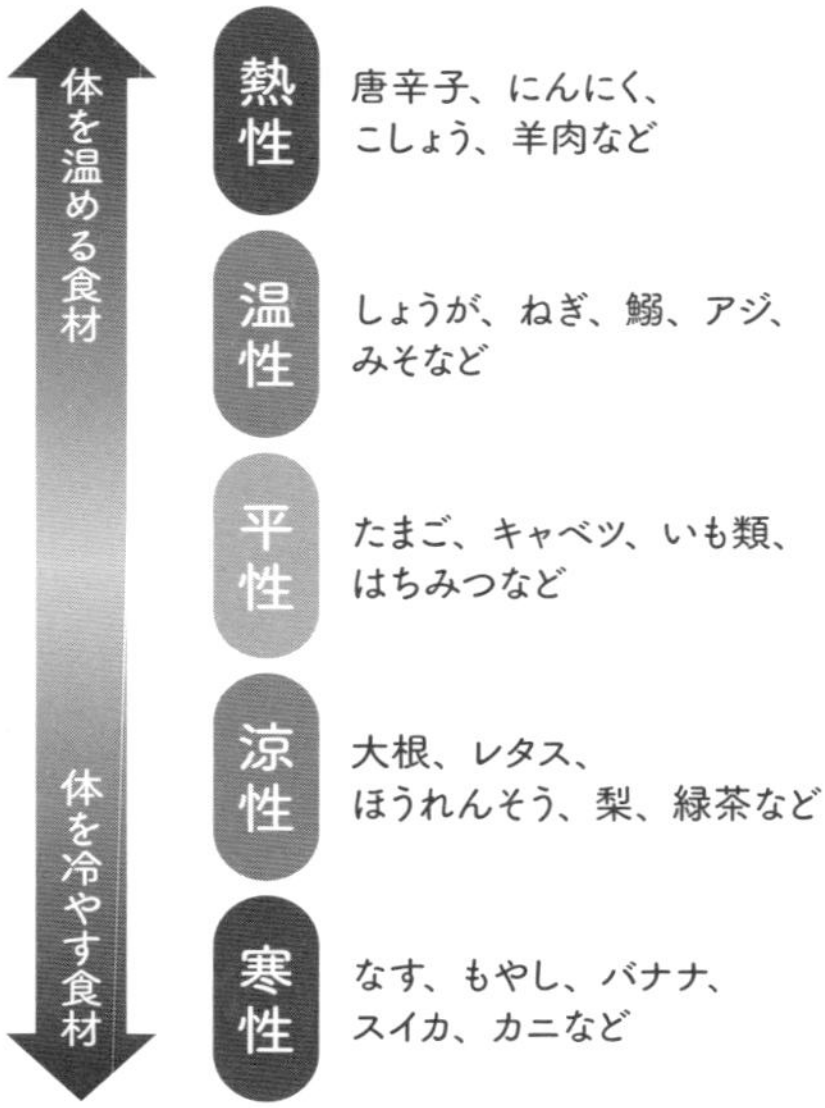

体を温める食材
熱性
唐辛子、にんにく、こしょう、羊肉など
温性
しょうが、ねぎ、鰯、アジ、みそなど
平性
たまご、キャベツ、いも類、はちみつなど
涼性
大根、レタス、ほうれんそう、梨、緑茶など
寒性
なす、もやし、バナナ、スイカ、カニなど
体を冷やす食材

東洋医学の食養生において重要な考え方のひとつに「五性」があります。これは食材がもつ体を温めたり冷やしたりする性質のことで、「寒性・涼性・平性・温性・熱性」の5つに分けられます。「寒性」は体を冷やす働きがあり、「涼性」は体をおだやかに冷やす働きがあります。「平性」は体を温めたり冷やしたりする性質がなく、他の性質を緩和する働きも。「温性」は体をおだやかに温めて気血の巡りを良くし、「熱性」は体をしっかり温めて冷えを取り除きます。

たとえば冷え症の人は温性のしょうがを、ほてりやすい人は寒性のなすを取り入れるなど、食材の性質を知り、季節や自分の体質タイプに合うものを取り入れるようにするといいでしょう。

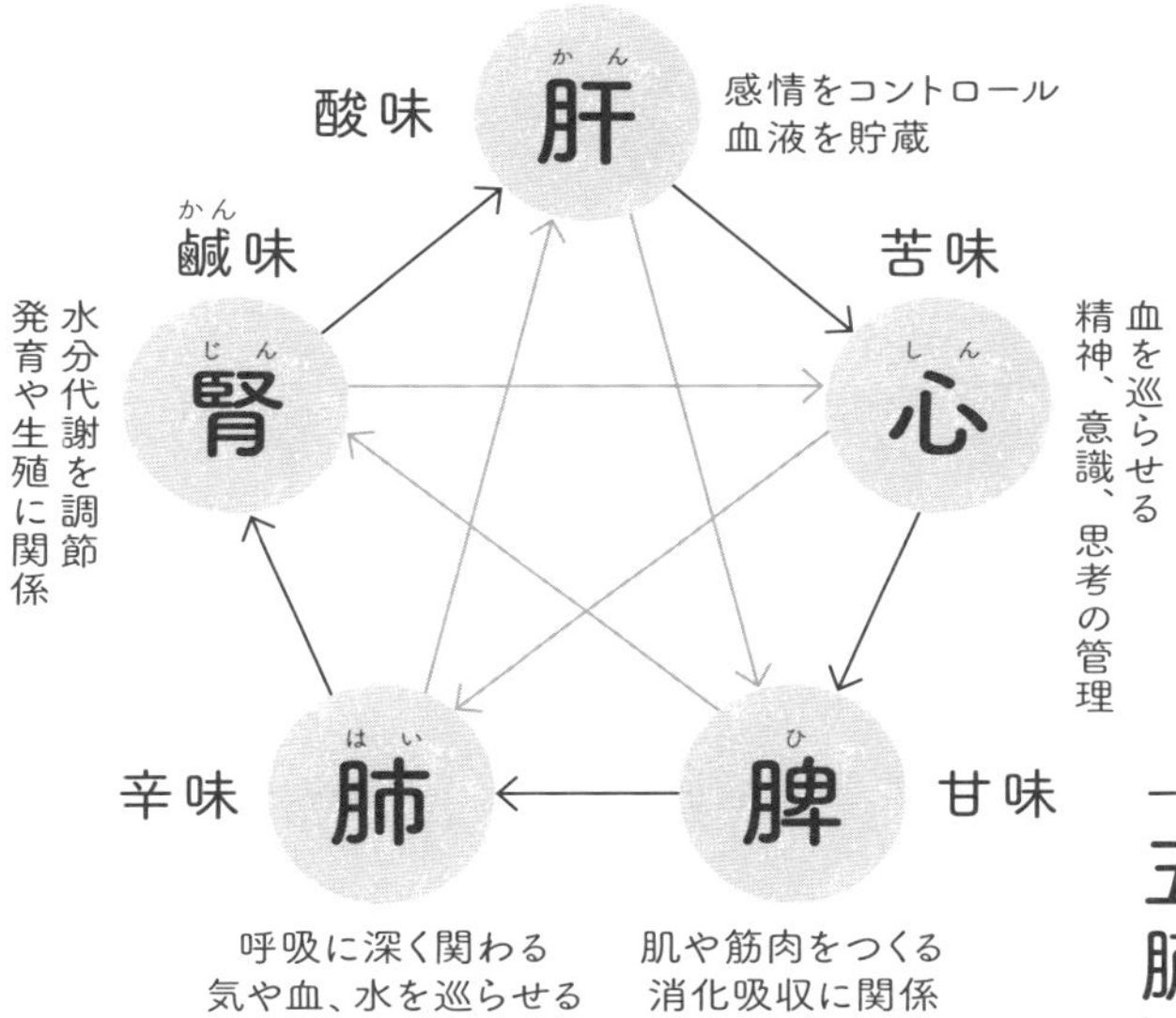
肝《かん》
酸味
感情をコントロール
血液を貯蔵
苦味
心《しん》
血を巡らせる
精神、意識、思考の管理
脾《ひ》
甘味
肌や筋肉をつくる
消化吸収に関係
肺《はい》
辛味
呼吸に深く関わる
気や血、水を巡らせる
腎《じん》
鹹《かん》味
水分代謝を調節
発育や生殖に関係

気血水をつくり出し、巡らせる「五臓」と「五味」

東洋医学では自然界のあらゆるものは「木・火・土・金・水」の5つの要素に分類でき、相互に助け合い、抑制し合っていると考えます。体の機能も「肝・心・脾・肺・腎」の五臓、食材に備わる力も「酸味・苦味・甘味・辛味・鹹味」の五味に分けられ、上の図のような関係があると考えます。

5つのバランスが崩れると体調も崩れるため、弱い部分を食材の力で補うというのが食養生です。

注意してほしいのは、五臓は西洋医学の臓器とは異なるということ。たとえば「肝」は、肝臓としての働きも含みますが、漢方独特の自律神経や血の貯蔵にかかわる臓腑のことを指します。

五臓を養う五味

五味とは食べ物を５つの味に分類し、味と臓腑が密接につながっているという考え方。味別の作用を知っておきましょう。

肝を養う　酸味

梅干しやレモンのような酸っぱい味。酸は、ものを引き締める作用があり、水分を溜めて体を潤します。

酸味は肝の働きを補います。肝は感情をコントロールし、血を貯蔵する働きをする臓腑です。肝が気の巡りを良くすることで、精神も安定します。

こんな不調に効果的

情緒不安定、ため息が多い、のどの詰まり、イライラしやすい、便秘と下痢が交互にくる、PMS、月経痛、かすみ目、疲れ目、目の充血、足がつる、爪がもろい

代表的な食材

[温性] 桃、ザクロ、酢
[平性] 梅干し、りんご、ぶどう、青梅、すもも、レモン、ブルーベリー
[涼性・寒性] みかん、梨、トマト、柚子、かぼす、びわ

心を養う　苦味

緑茶やゴーヤのような苦い味。苦味には余分な熱を冷ます作用があり、発熱を抑え炎症を鎮めます。

苦味は心の働きを補います。心は血を巡らせ、睡眠などをつかさどる重要な臓腑。苦味は精神的な熱を取る作用もあり、気持ちを穏やかにします。

こんな不調に効果的

動悸がする、息切れがする、胸苦しさを感じる、不安感がある、顔色が悪い、不眠、悪い夢ばかり見る、もの忘れ、口内炎、めまい、舌炎

代表的な食材

[温性] うど、らっきょう、紅茶、コーヒー
[平性] 銀杏、三つ葉、フキ、たらの芽
[涼性・寒性] 緑茶、セロリ、ゴーヤ、ごぼう、ビール

脾を養う 甘味

果物や米、いも類を食べたときに感じる自然な甘味。胃を元気にして消化吸収を助けます。

甘味は脾の働きを補います。脾は栄養を吸収し、気血水をつくる臓腑です。脾は栄養や血液を全身に運ぶ働きも助けるため、内出血なども防ぎます。

こんな不調に効果的

食欲不振、食後のおなかの張り、胃痛・ムカつき、吐き気、胸やけ、慢性の下痢・便秘、軟便、口がネバネバする、めまい、手足の重だるさ、頭が重い

代表的な食材

[温性] 鶏肉、エビ、ニラ
[平性] 牛肉、豚肉、ぶどう、りんご、キャベツ、さといも、さつまいも、にんじん、米
[涼性・寒性] バナナ、梨、トマト、なす、きゅうり、れんこん、豆腐

肺を養う 辛味

唐辛子やしょうがのような辛い味。汗などを発散させたり、循環を良くして体を温める作用があります。

辛味は肺の働きを補います。肺は呼吸や気血の巡りをつかさどる臓腑です。肺は呼吸を整え、全身に栄養を巡らせて機能を保つ働きを助けます。

こんな不調に効果的

咳や痰が多い、息切れがする、鼻づまり、くしゃみが多い、かぜをひきやすい、冷え症、むくみやすい、気分がすっきりしない

代表的な食材

[熱性・温性] 唐辛子、しょうが、にんにく（生）、らっきょう、シソ、長ねぎ、ニラ、菜の花、山椒、わさび、シナモン、こしょう
[平性] かぶ、さといも
[涼性・寒性] 大根、水菜

腎を養う 鹹《かん》味

みそや塩などの塩辛い味のこと。硬いものを柔らかくし、潤す作用があり、便通を良くする効果があります。

鹹味は腎の働きを助けます。腎は水分代謝や発育・生殖、耳や膀胱にかかわる臓腑。腎が成長を促進するため、肌や髪の若さを保つ効果も。

こんな不調に効果的

めまい、耳鳴り、薄毛、もの忘れ、膝・腰のだるさ、足に力が入らない、性機能減退、頻尿、ぜんそく、歯骨がもろくなる、下半身がむくむ

代表的な食材

[温性] みそ、エビ、なまこ
[平性] イカ、あわび、クラゲ、牡蠣
[涼性・寒性] しじみ、あさり、わかめ、のり、昆布などの海藻、しょうゆ、塩、あしたば

味の好みは体の弱点を暗示している!?

ここまでご紹介してきたとおり、五味と五臓は密接な関係があります。逆にいうと、味の嗜好から五臓の弱点が推測できることもあります。

酸味を好む人は肝、苦味を好む人は心、甘味を好む人は脾、辛味を好む人は肺、鹹味を好む人は腎が弱い傾向があります。たとえば、急に甘いものが食べたくなったら、胃腸が弱っている可能性があるということなのです。

最近、無性に食べたくなったものはありませんか？ 食生活を振り返ってみてください。

Spring

2章

春

動物が動き出し、植物が芽吹く季節。
人も、心身ともに活動的になります。
環境の変化などでストレスが溜まりやすい時季なので、
のびのび過ごすことを心がけましょう。

春 という季節

万物が目を覚まし、いきいきと活動を始める春。
中国最古の医学書『黄帝内経』には、
「春の3か月を発陳《はっちん》という」と記されています。
発＝開くこと、陳＝古いものを表しており、
春は古いものを押し出し、新しいものを発生させる
という意味合いをもちます。
内に隠れていたものが表に出てくる時季でもあります。
自然界の陽気につられて人も活発になるのですが、
エネルギーの高ぶりによって
心が不安定になりやすいのも春の特徴。
そんな春の体と心を安定させるには、新芽のように、
のびのびと過ごすことが大切です。

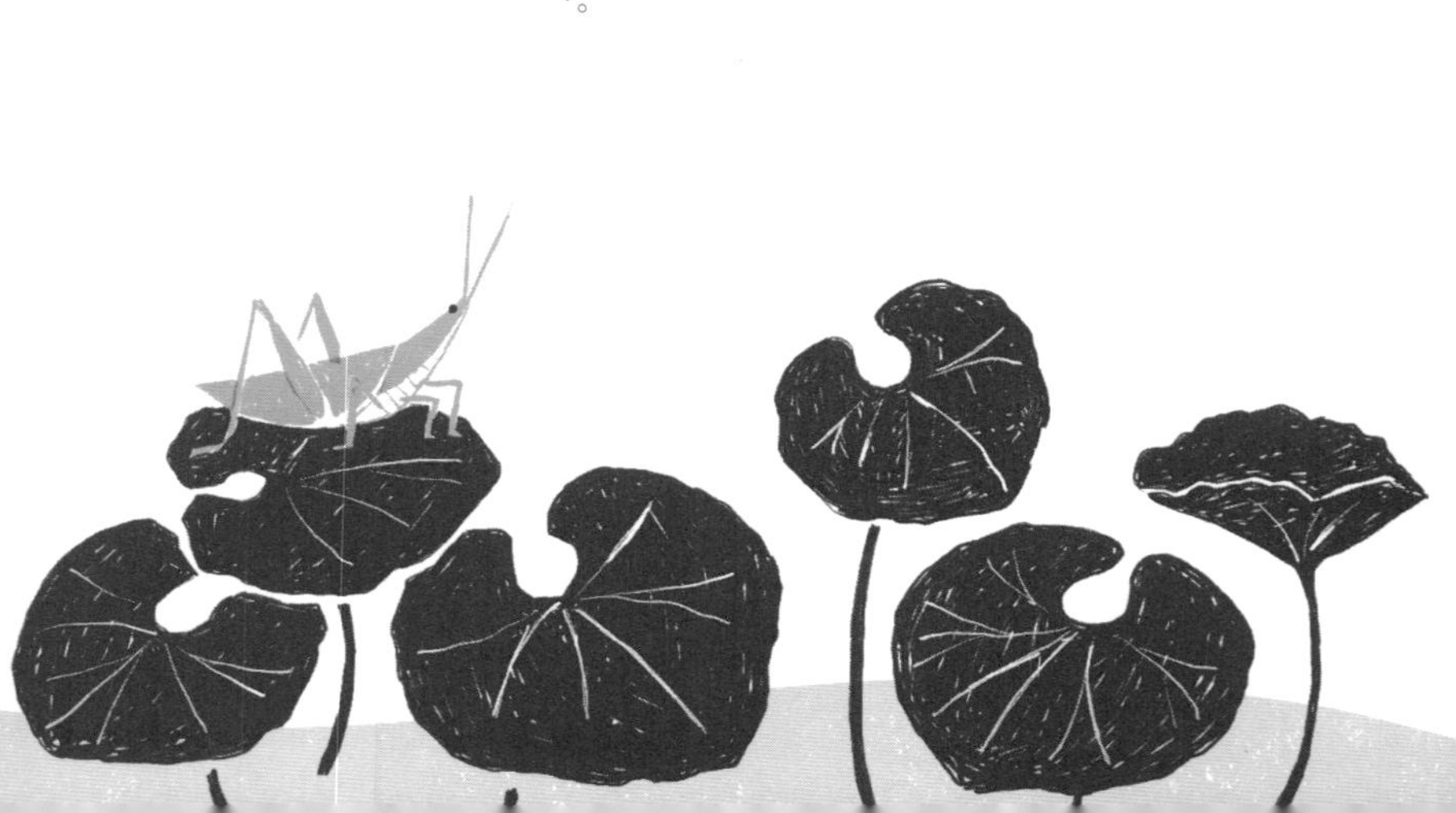

春の食養生 3つのポイント

1 肝の調子を整える

春は体全体が活発化するのですが、それとともに「肝」も、冬の間に体内に溜め込んだ老廃物などを排出しようと活発化します。そのため肝は疲弊しやすくなります。肝の血を補う食材を摂って、肝の不調を整えるようにしましょう。

おすすめ食材 （肝の血を補う食材）

クコの実、ぶどう、いちご、イカ、黒ごま、ウズラのたまご、牡蠣、レバー、松の実など

2 気を巡らせてクールダウン

肝がうまく働かなくなると、気が滞り、頭に血がのぼった状態になるためイライラしたり、怒りっぽくなったりしがち。そうなる前に、気の巡りを良くする食材やリラックス効果のある食材を摂ると、気持ちをクールダウンできます。

おすすめ食材 （気の巡りを良くする食材）

みかんなどの柑橘類、パクチー、ミント、春菊、セロリ、シソ、柚子、ジャスミン茶、ハーブティー、赤・白ワインなど

3 「風邪《ふうじゃ》」から体を守る

春は風が強くなるため、風の邪気「風邪」が体に入り、そのせいでかぜをひきやすくなります。風が舞うように体の上方に症状が出やすく、めまい、悪寒、鼻水、鼻づまりなどが起こります。辛味のある食材を摂って、風邪を追い払いましょう。

おすすめ食材 （辛味のある食材）

長ねぎ、玉ねぎ、みょうが、三つ葉・シソ・パクチー・ミントなどの香草類など

3月

桜の季節はもうすぐそこまで来ています。冬の間に溜まった老廃物を体から出し、「気・血・水」の巡りを取り戻すためには、旬の食材が不可欠です

倦怠感や新生活への不安は、いちごで癒やして

レシピ▶P134

春は命が芽吹く季節ですが、その反面、周囲の活気に感情が吸い取られるように、うつうつしたり、倦怠感を覚えたりする人が多い時季でもあります。日によって変化する気候や、新しい環境などに体がうまく合わないと気の巡りが悪くなり、心や体にさまざまな症状が出てしまうのです。

めげそうになったり、感情が波立ったりしたときは、いちごを食べましょう。いちごは体の余分な熱を冷まして潤いと血を補い、気の巡りを整えます。その作用で気持ちが落ち着き、気分も一新。なんだか落ち込む、やる気になれないという人も、いちごの癒やし効果を活用してみてください。

また、いちごは春に弱りやすい肝の働きを助け、胃腸の調子も整えるので、消化不良や食欲不振を改善する働きもあります。

ただし、冷えやすい体質の人は食べ過ぎに注意。1回で食べる量は2〜3粒に。トースターで3〜4分焼いて焼きいちごにすると、おなかを冷やし過ぎません。

養生メモ

3月3日は「耳の日」。耳は腎と深い関係にあります。大音量で音楽を聴いたり、テレビを観ていると「腎虚」になり、老化が早まることも。ほどほどの音量で聴くようにしましょう。

菜の花、ふきのとうなど春の山菜で持続力アップ

春先には辛味・苦味のある食べ物を摂り、冬に溜め込んだ体の脂肪や老廃物を流し、スリープモードだった心を目覚めさせましょう。

春に旬を迎える野菜には辛味や苦味のあるものがたくさんあります。たとえば、辛味のある菜の花、ふきのとうといった山菜は、独特の香りにストレスを解消する働きがあります。また、苦味のある三つ葉やたらの芽、うどなどは、デトックス効果が期待できます。

現代の私たちの食事には、特に苦味が不足しているといわれています。苦味が足りていないと、忍耐力や持続力が低下すると考えられています。諦めやすい人、物事を投げ出しやすいタイプの人は、心が折れる前に、苦味のある食材を取り入れてみてください。

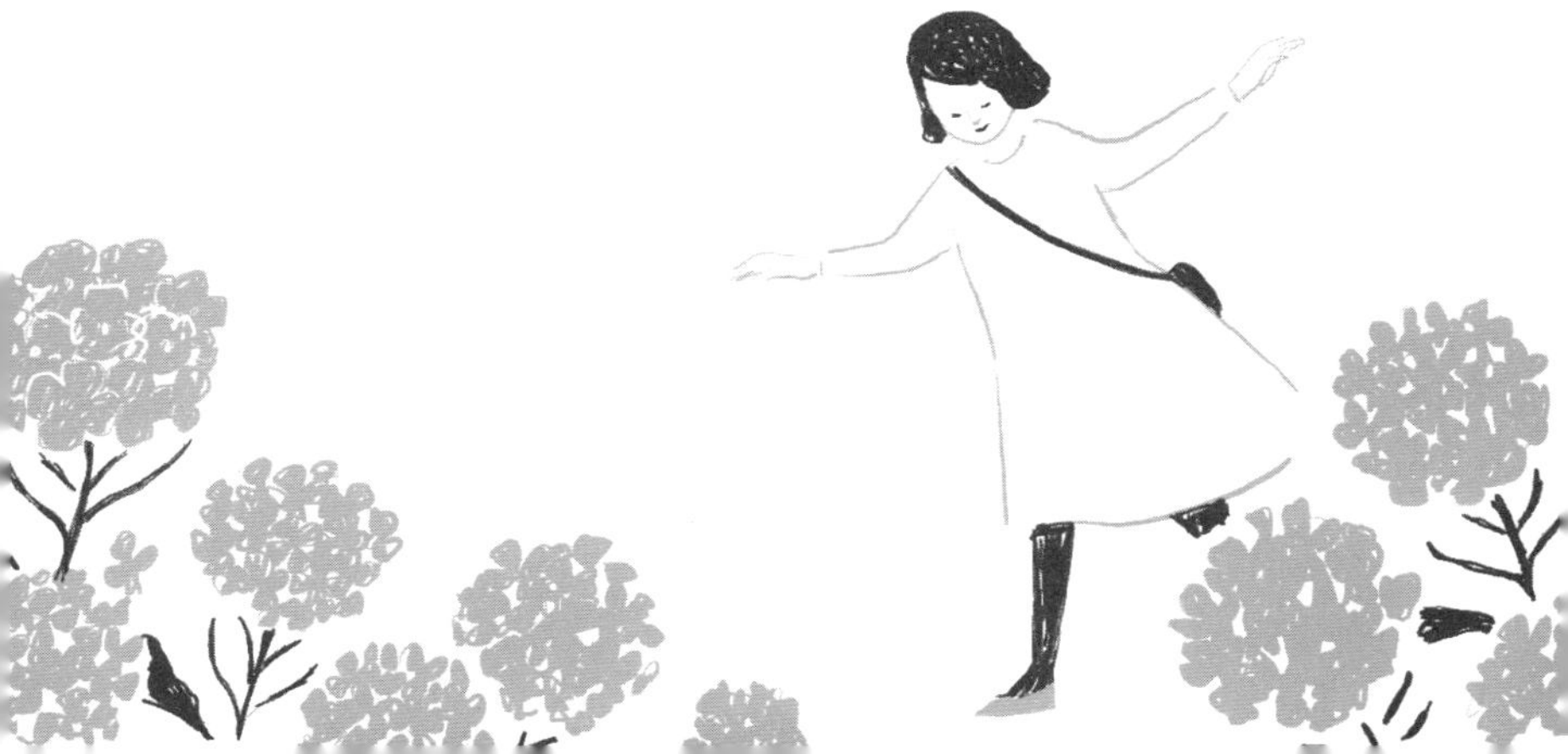

柑橘類で肝を守れば心と体の安定に

　春は心も体も活性化する季節。気を巡らせ、血を貯めておく機能などをもつ肝も自然にフル回転を始めます。肝は自律神経のバランスに関わるため、気の巡りが悪くなるとストレスに対する耐性が低下し、重だるさや、なんとなく不調が起きることも。

　気の巡りを良くするのは、グレープフルーツのような柑橘類の香りと酸味。そのまま食べるのもいいのですが、ジュースやスイーツとして摂るのもいいでしょう。肝は心身の要。肝の調子が良くなれば、心も体も安定します。

春のモヤモヤは緑茶の苦味でリセット。頭もすっきり

　冬に溜まった脂肪や老廃物は、むくみやだるさ、肌トラブルなどの原因に。頭や目をすっきりさせる作用のある緑茶や抹茶を飲んで、老廃物を流してしまいましょう。特に緑茶には胸苦しさを軽減したり、気持ちを安定させたりする働きもあるので、心もすっきりします。

　ペットボトルに入った市販の緑茶もいいのですが苦味が不足しがち。急須でいれるか、水出しして常温で飲むのがおすすめです。

しゃっくりやげっぷが出たらオレンジ

しゃっくりやげっぷが出るのは、体内に気が滞り、通常は下りるはずの気が上がることが原因。この気の巡りを改善するのに適しているのがオレンジです。オレンジは甘味・酸味があり、体を少し冷やす涼性の食材。胃を養い、肺を潤します。爽やかな柑橘の香りは、気分をすっきりさせるのにも効果的ですね。

オレンジは、吐き気、から咳（コンコン乾いた咳）、二日酔いなどにもおすすめです。

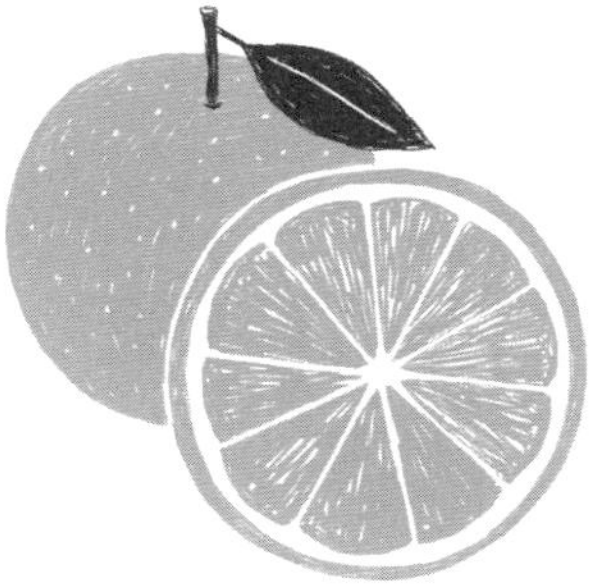

顔のくすみにはホタルイカ。血を補い、透明肌に

くすみの原因は、血の巡りの悪さ。この時季、旬を迎えるホタルイカは、血と潤いを補い、月経を整える食材なので、ぜひ取り入れてみてください。血が補われて巡りが良くなれば、血色が良くなり、透明感アップも期待できます。

市販のボイルホタルイカの下処理をし、ほうれんそうやグリーンアスパラなどの野菜と一緒に炒めるのがおすすめです。ほうれんそうには血や潤いを、グリーンアスパラにはエネルギーや潤いを補う働きがそれぞれあります。

養生メモ　日光浴は背中でしましょう。背中には体全体の気の流れを調整し、体を温めるのに関わる重要な経絡「督脈《とくみゃく》」があり、効率的に陽気を補うことができて心肺機能が高まります。

春先の頭痛は かぶで改善。金柑と彩りサラダに

春に頭痛が起きやすい人は気が滞っている可能性が。症状を緩和するには体の上にのぼった気を下ろすようにします。かぶは甘味・辛味・苦味、温性の食材で、気を下げるほか、消化不良を改善する働きも。消化促進作用のある金柑とサラダにするとより効果的です。

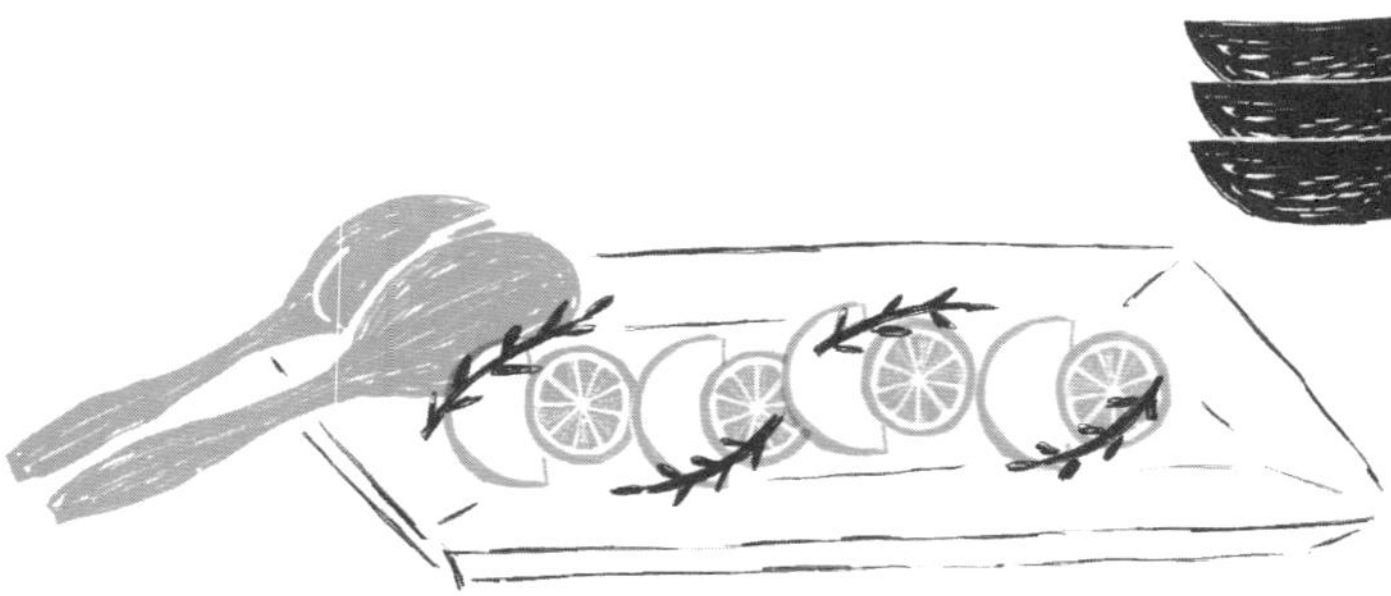

かぶと金柑の彩りサラダ（4人分）

❶かぶ小6個をくし形に切り、軽く塩をふる。かぶの葉2個分はゆでて刻む。金柑12個は薄い輪切りにして種を除く。
❷ボウルに酢・砂糖各大さじ1、しょうゆ大さじ1⅓、ごま油大さじ½を混ぜて金柑を加え混ぜ、水気をきったかぶ、かぶの葉を加え、塩少々で味を調える。

サヤエンドウ＋イカで春のデトックス炒め

レシピ▶P130

サヤエンドウには胃腸の働きを強め、余分な水分をデトックスする働きがあります。気を補う作用もあるので、疲れたときにもおすすめ。ゆでて食べることが多いのですが、さっと炒めて熱いうちに食べるのもおいしいですよ。

イカと合わせると、さらにパワーアップ。イカは春に不足しがちな血や潤いを補い、肝と腎を養う食材なので、この時季に最強の組み合わせです。さらにたまごと炒め合わせると、彩りも鮮やか。春らしい一品になります。

いちご甘酒で免疫力を上げて美肌に導く

春の手軽な薬膳ドリンクとしておすすめしたいのが、市販の甘酒にいちごを入れた、いちご甘酒。いちごをつぶして甘酒に入れ、かき混ぜて飲んでもいいですし、いちごと甘酒を一緒にミキサーかブレンダーに入れて攪拌してもいいでしょう。

甘酒は気を補い、血の巡りを良くし、粘膜を保護する作用があります。いちごは潤いを補う働きがあるので、2つの相乗効果で免疫力がアップ。美肌効果が期待できます。

養生メモ

気功では「手のひらや、軽くこぶしを握った手で体全体を軽くトントンたたくだけで骨は鍛えられる」と教えます。体を優しくたたくと、加齢などで弱くなった骨の強化に。

便秘にたけのこ。汚れを流しておなかすっきり

レシピ▶P133

東洋医学では体内の脂肪や汚れを「痰湿《たんしつ》」といいます。たけのこは冬に溜まった痰湿をすっきりと流してくれる食材です。

たけのこは甘味、寒性。余分な熱を冷まし、水の巡りを良くする作用があるため、熱による咳や痰を改善し、むくみやだるさを解消します。食物繊維も豊富で整腸作用が高いので、便秘が気になる人は積極的に摂りましょう。

ただし、たけのこは強い成長エネルギーを秘めているため、吹き出ものなどを引き起こすことも。食べ過ぎには注意しましょう。

情緒不安定なときはセロリで平静に

ストレスが溜まって気の巡りが悪くなることを東洋医学では「気滞」と呼び、脇や胸の痛み、おなかの張り、ため息の増加、月経前の情緒の不安定なども気滞の症状とされます。そんな症状の解消にはセロリを食べましょう。

セロリは、体の上にある熱を下ろす作用があり、イライラ、頭痛、めまい、のぼせ、目の充血などに有効です。独特の香りには、ストレスを解消する効果も期待できます。

ため息が出たら玉ねぎで気持ちを上向きに

甘くて柔らかな新玉ねぎが出始める時季です。「最近、ため息ばかりついている」と感じたら玉ねぎを食べましょう。

ため息が多い人をはじめ、げっぷが多く出る人、おなかが張りやすいという人は、蓄積したストレスのせいで体に気が滞っている状態と考えられます。そういった症状を解消するには、気の巡りをスムーズにして、体の上にのぼった気を下ろすことが大切です。

玉ねぎは温性の食材で、気の巡りを促進し、胃腸を整える働きがあります。また血の巡りを改善するので、肌のくすみやシミ、目の下のクマ、月経痛、消化不良、肩こりにも効果的です。

春に出回る新玉ねぎは、みずみずしく、ツンとする香りが少ないので、水にさらさずにそのまま食べることができます。スライスしてサラダに入れるなど、積極的に料理に取り入れましょう。

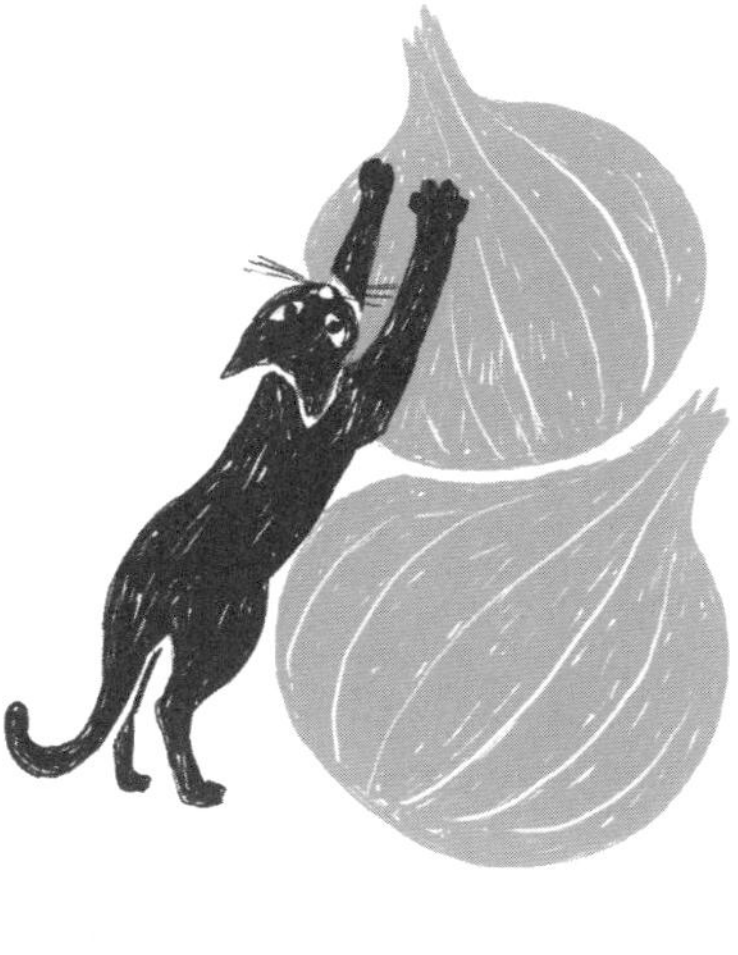

養生メモ　春先の頭がぼんやりする症状を「春困」といい、陽気が頭に上がり、のぼせるせいとされます。ブラッシングで頭皮をゆるめたり、まとめ髪の人は、オフには髪をほどいて陽気の発散を。

4月

だんだんと暖かくなりますが、まだ寒い日もあるので健康管理をしっかり。旬の食材を食べて春の恵みを存分に味わい、体に元気をチャージして

タイプ別に対処法を変えて春の花粉症を軽減

東洋医学では花粉症もタイプに分けて考えます。まず2月頃から増えるのは、水っぽい鼻水やくしゃみが出る「風寒《ふうかん》タイプ」。それからだんだん目のかゆみや充血、鼻づまりなどの症状が出る「風熱《ふうねつ》タイプ」が増えてきます。

4月は風寒タイプと風熱タイプが混じっているようなややこしい時季。時季や症状によって対処法を変えるのがポイントです。

風寒タイプは冷えが原因なので、体を温めて余分な水分を取り除くようにします。しょうが、ねぎ、シナモン、シソ、ココア、たまご酒など体を温める食材を摂りましょう。体を冷やさないようにすることが大切です。

風熱タイプは体に熱がこもることが原因なので、ごぼう、レタス、梨、りんご、ミント、緑茶、菊花茶など体の熱を冷ます食材を摂りましょう。香辛料などの刺激物を控えるようにするのもポイントです。どちらのタイプも、しっかり睡眠をとって体を休めるようにするとより良い効果が期待できますよ。

目のトラブルには菊花とクコの養生茶

花粉症で目がかゆいときは、菊の花とクコの実を使う養生茶を試してみてください。菊花もクコの実も目のトラブルを軽減する働きがあり、目のかゆみ、疲れ目、目の乾き、めまい、眼精疲労の改善などが期待できます。

つくり方は、菊花（薬膳で使用する乾燥した食用のもの）2～3個と、クコの実10粒ほどをカップに入れてお湯を注ぐだけ。菊の花が美しく、ほんのり甘い味にも癒やされます。

ブロッコリーで老化のスピードをゆるやかに

レシピ▶P134

鏡の中の自分に年齢、または老化を感じてガックリしたら、ブロッコリーを食べましょう。ブロッコリーは老化をつかさどる腎の働きを高め、胃腸を元気にする作用があるため、エイジングのスピードを抑える効果が期待できます。

滋養強壮効果も高いので、腎だけでなく体全体を強化し、新陳代謝を高め、免疫力もアップ。ブロッコリーの新芽・ブロッコリースプラウトにも強い抗酸化作用があります。

養生メモ

プレッシャーに弱い人は「期門」を伸ばせば怖いものなし。「期門」は乳頭から指4本分下の肋骨の間。両手を上げて組み、肋骨の間を広げるような気持ちでグーッと脇腹を伸ばします。

春なのに かぜをよくひくなら 美食をセーブ

春にかぜをひきやすい人はグルメな食生活を見直して、「衛気《えき》」を高めるようにしましょう。

衛気とは免疫力のこと。体を巡る気のひとつで、のどや皮膚をはじめ体全体に張り巡らされたバリアのようなものです。ウイルスなど邪気の侵入を防ぐため、衛気が充実していればかぜにかかりにくく、かかっても軽くすみます。

衛気を高めるには、肺と脾胃（胃腸）を強くすることが大事。そのためには、「肥甘厚味《ひかんこうみ》」（脂っこいもの、甘いもの、味が濃いもの）を控え、冷たいものも避けましょう。おいしいものの摂り過ぎは胃腸の働きを弱めるのです。外食が多い、甘いものが手放せない、食べ歩きが趣味といった人でかぜをよくひくという場合は、美食をほどほどに。あっさりした温かい食事を心がけましょう。

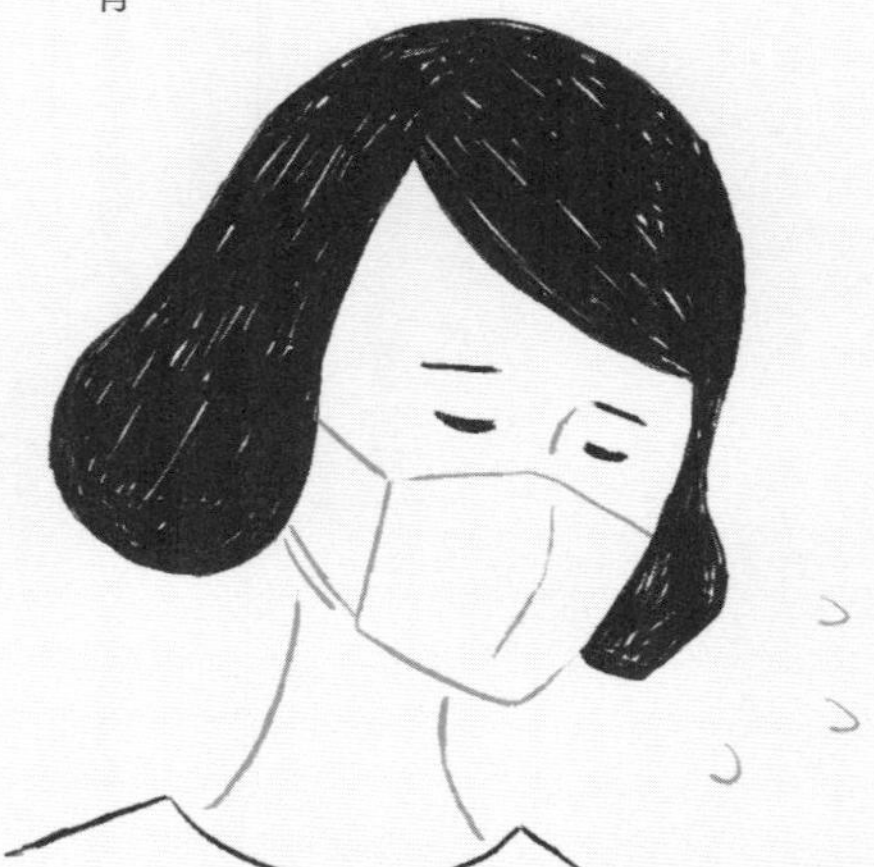

グリーンピースの豆ごはん。力が出ます

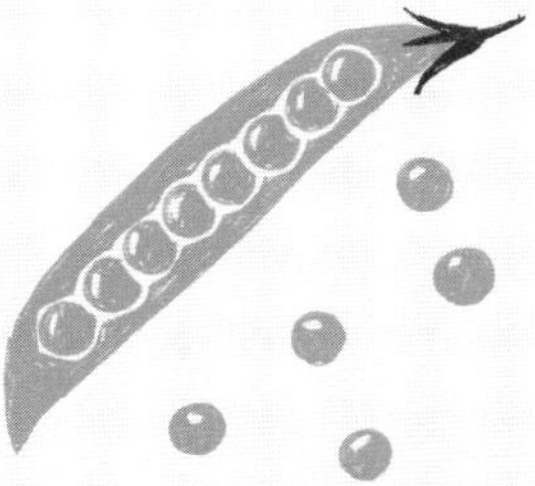

進学、就職で新しい環境に入る人など、「ここ一番で頑張りたい」というときにはグリーンピースがおすすめです。

グリーンピースは、胃腸を整え、元気を補ってくれる食材です。余分な水分を排出する効果もあるので体もすっきり。気分が上がったり、朝シャキッと起きられるようになったり、疲労が解消したりといった効果が期待できます。しっかり食べてパワーをつけましょう。

新じゃがを皮ごと食べておなかから元気に

あわただしい生活に疲れたり、慣れない環境でストレスが溜まったりすると、胃腸の調子が悪くなる人も少なくありません。そういうときは、じゃがいもを食べましょう。

じゃがいもは、気力を補い、消化吸収をつかさどる脾の働きを補って消化を促す作用があるため、弱ったおなかを元気にしてくれます。

この時季は新じゃががおすすめ。皮が薄いのでむかずに料理することができ、栄養分を丸ごと摂ることができます。

養生メモ

PCやスマホをよく使う人へ。両手をこすり合わせて手を温め、目を閉じて手のひらをまぶたの上に当てて目に熱を伝える。これを3回繰り返すだけで、目の疲れが軽くなります。

白髪が増えたらレバーやまぐろで血を補う

東洋医学では、白髪の原因は、血の不足や、生命力をつかさどる腎の機能の低下と考えられています。白髪の増加を抑えるには、血や腎を補うことが大切です。

血を補う食材は、レバーやまぐろ、ほうれんそう、クコの実、たまご、いちごなどがあります。腎を補う食材は、黒ごま、黒豆、キャベツ、豚肉、黒キクラゲ、クルミなどがあります。積極的に食べてアンチエイジングしましょう。

エイジングケアには腎を補う春キャベツ

キャベツは胃腸を元気にする食材ということで知られていますが、老化や性ホルモンをつかさどる腎にも良いとされ、骨や筋力の衰えを抑えるなどアンチエイジング効果も期待できます。

春キャベツを食べて、冬に溜まった痰湿（余分な汚れや水分）を取りましょう。おすすめはお好み焼き。気血を補うたまごと豚肉を加えると、とてもいい養生食になります。

新ごぼうが便通を促し　おなかの張りを軽減

新ごぼうがおいしいシーズン。便秘、おなかの張りなど腸関係の悩みは、ごぼうが軽減してくれます。多くの根菜類は体を温める性質がありますが、ごぼうは微涼の性質。体を優しく冷やすので、熱っぽいときや、のどが痛むときに炎症を鎮める作用があります。

アンチエイジング効果もあり、江戸時代の『和歌食物本草』にも「牛蒡をば常に食せよ　薬なり　身をかろくなし　年寄らぬもの」（牛蒡は薬になるものだから、常に食べなさい。体を軽くし、老化を防ぐ）と書かれていたほどです。ごぼうを食べておなかの調子を整え、軽やかな体で過ごしましょう。

新ごぼうなら、さっとゆでてサラダにするのがおすすめ。新ごぼうでなくても、ごぼうは通年で手に入るので、いろいろな料理に活用して積極的に摂りましょう。

養生メモ　一日5分、何も考えない時間をつくりましょう。静かな部屋でぼーっとするもよし、目を閉じて瞑想するもよし。最初は雑念だらけでも、慣れるうちに心がシンと静まりますよ。

スタミナ不足なら長いもで体力チャージ

レシピ▶P131

何かと多忙な春はスタミナ不足に陥りがち。春掘りの長いもで体力を補いましょう。長いもは、昔から「山の鰻」と呼ばれるほど滋養強壮作用が強い食材で、気や、体の潤いを補う働きがあります。

疲労や倦怠感を解消したいときは、ゆでたり、蒸したりして食べましょう。から咳や肌の乾燥をケアしたいときは生で食べると効果が大。

胃腸を整える働きもあるので、食欲がわかないときなどに食べるのも有用です。

こむら返りしやすい人はたこで肝の血を補って

ふくらはぎが急に痛んだり、睡眠中や運動中にこむら返りが起きたりしやすい人は、血が不足している状態といえます。こむら返りを防ぐには、肝の血を補う食材が効果的。たこ、ぶり、まぐろ、黒ごま、イカ、レバー、クコの実、ウズラのたまごなどを積極的に摂りましょう。

夜更かし、睡眠不足、スマホやパソコンの使い過ぎも悪影響があります。食べ物だけでなく、生活習慣も見直してみてください。

心が疲れたらパンを食べてリカバリー

環境の変化や新しい人との出会いがある春は、心が疲れがち。心の疲労を回復したいと思ったら、パンを食べましょう。

多くのパンの原料は小麦です。精製前の小麦は甘味、涼性の食材で、心を養い、余分な熱を冷ます働きをします。気持ちを安定させる働きもあるので、プレゼンやスピーチなど緊張する予定がある日は、朝食にパンを食べるようにすると、ドキドキや不安、緊張を抑える効果が期待できます。また、眠れない日に食べるのもおすすめです。

いろいろなパンがありますが、健康効果を得たいときは、シンプルなパンを温かいスープと一緒に食べましょう。糖分や脂質の高い菓子パンは、栄養バランスを崩すので逆効果です。

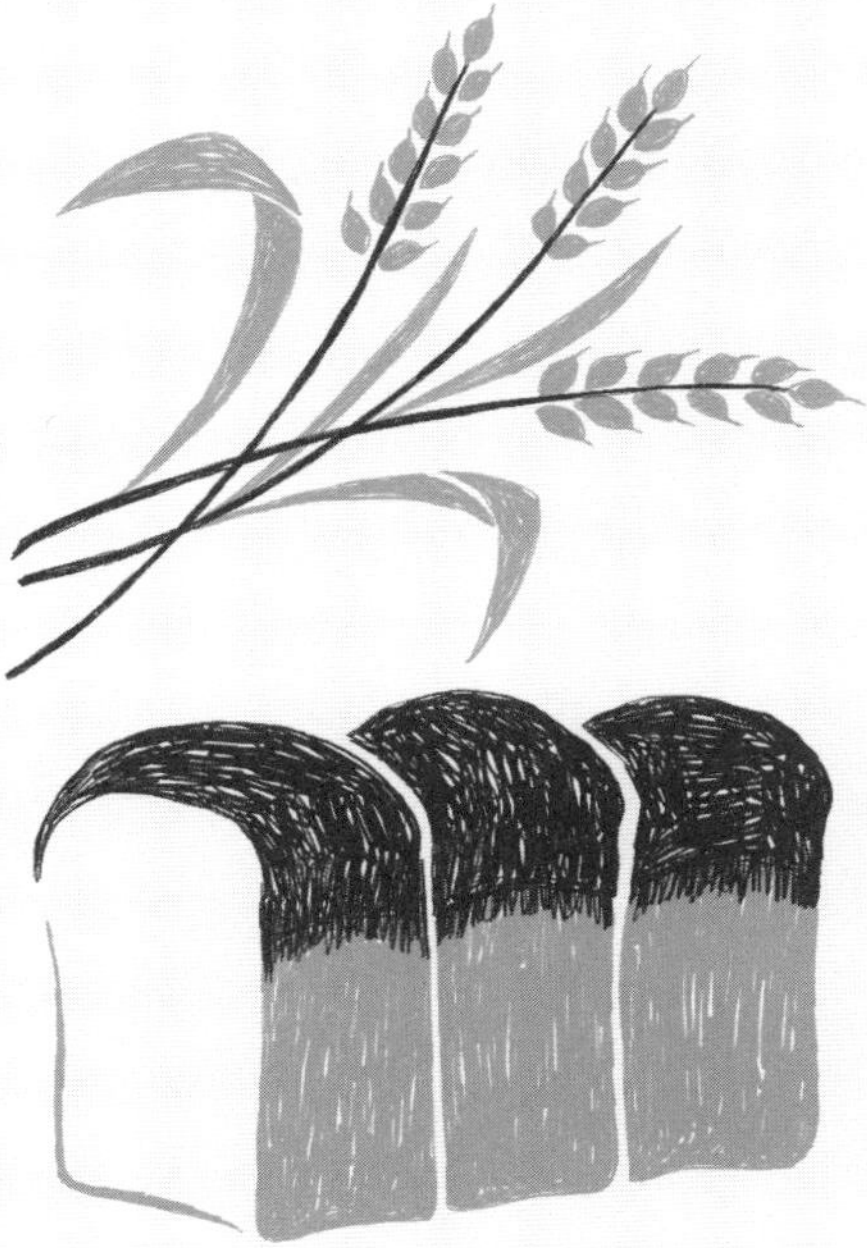

養生メモ

炭酸水などの炭酸飲料、それも強めの製品を選びがちな人は気の滞りを排出したい気持ちの表れです。日々ストレスを感じているのなら、頭のマッサージを。両手で頭皮をモミモミして。

5月

新生活から1か月。なじめず心身に負担を感じる人が増える季節です。便秘や肌トラブルも多発しますので、食の養生で上手にストレス軽減を

グレープフルーツで減退した食欲も気分もアップ

食欲がわかず、気持ちも前向きになれないときは、グレープフルーツを食べてみましょう。グレープフルーツは甘味・酸味・苦味、寒性の果物で、胃腸の働きを良くして食欲を促進し、代謝を上げ、体に元気を取り戻してくれます。

グレープフルーツの爽やかな香りと、やや苦味のある甘さは、気を巡らせて、精神状態を安定させる効果が。ストレスが溜まっていたり、イライラを感じたりするときに食べると、心のモヤモヤが晴れてきます。

さらに、体の熱を冷まし、気の巡りを良くする作用も。アルコールの分解促進効果もあるので、飲み過ぎた翌朝にもおすすめです。

ただし、体が冷えがちな人は食べ過ぎないこと。胃腸が冷えて消化能力が落ちたり、食欲が低下したりすることがあります。

五月病かなと感じたら気や血を補って不調を軽減

五月病は、新しい環境への不適応、人間関係の悩み、理想と現実とのギャップなどが原因で心身がダメージを受けている状態です。

東洋医学では、五月病は血虚と気虚、気滞が原因と考えます。肝や心に血が足りず気持ちが不安定になっているところに、疲労やストレスが重なることによって心身にトラブルが起こるのです。

時間とともに解消されることが多いのですが、解消されないときは食養生も取り入れましょう。

不調を軽減する食材は体質によって異なります。血虚の人は、鶏肉、レバー、かつお、ほうれんそう、黒豆などで血を補いましょう。気虚の人は、肉類、白米、きのこ類、じゃがいも、かぼちゃ、豆類などで気を補って。気滞の人は、柑橘類、シソ、バジルなどの香草類、ピーマン、春菊、玉ねぎなどで気の巡りを良くします。毎日の食事に取り入れてみてください。

養生メモ

中国古典医学書『黄帝内経』に「春は髪をおろして、ゆったりした服を着なさい」と書かれています。全身をゆるめて体を伸びやかにすれば、心も軽くなって快適に過ごせます。

健康をキープしたいなら、しいたけを食べましょう。しいたけは古くから「気の巡りを良くし、スタミナをつけ、血流を改善し、かぜを防ぐ」といわれている優秀食材なのです。胃腸の働きも良くしてくれるので、食べ物の消化吸収を助ける働きも。湿疹などの肌トラブルの解消にも役立ちます。

しいたけは乾燥させると少し効能が変わり、アンチエイジング効果が高くなるといわれているそう。日光に当てて天日干しするのもおすすめです。

日に当てたしいたけで目指せ不老長寿

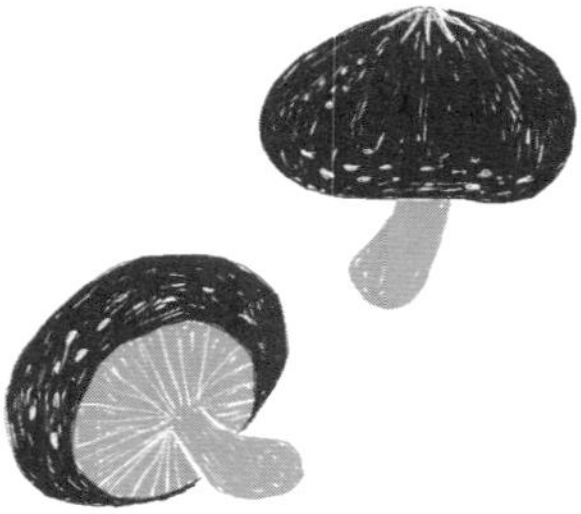

うっかり日焼けはミニトマトで早めにケア

すでに紫外線が強くなっているのに、油断して日焼けしてしまいがちな時季。日焼けはシミやくすみ、しわの原因になります。ミニトマトを食べて、紫外線で炎症が起きてしまった肌をすみやかにクールダウンしましょう。

ミニトマトは、体の熱を冷まし、潤いを補い、渇きを止める作用があるため、肌のほてりを取って潤いを回復させます。トマトも同様の効果がありますが、ミニトマトのほうが実は栄養価が高いといわれているのですよ。

養生メモ

登校・出勤が憂うつになる月曜をブルーマンデーといいます。普段より笑顔が出にくい場合は、親しい人に不安を打ち明けたり、ノートに書いたりして気を流しましょう。

春のかぜはびわを食べて安静に

春は意外にかぜをひきやすい季節。咳が出たり、熱っぽかったりしたら、びわを食べて安静にしていると早く治ります。びわは古くから薬効が知られ、その葉も漢方薬に使われるほどの果物なのです。

びわには、潤いを補って口の渇きを和らげたり、痰を取り除いて咳を止めたりする働きがあります。また、吐き気を止める効果もあるので、かぜの症状を和らげるのにおすすめです。

貧乏ゆすりはジャスミン茶で解消

気がつくと貧乏ゆすりをしている人は、気が滞っている可能性があります。東洋医学では、貧乏ゆすりは「肝鬱《かんうつ》気滞《きたい》」（肝の気の流れが滞っている状態）によるもので、体を動かして停滞した気を発散しようとしていると考えます。

つい貧乏ゆすりをしてしまう人や、イライラしてしまうという人は、ジャスミン茶やミントなど香りの高いお茶を飲んで気を静めましょう。セロリ、パクチーなど香りの高い食材も同様の効果があります。

養生メモ　最近、無意識のうちにメイクが濃くなってるという人は、疲労が溜まっている可能性大。メイクを盾にして心身の不調を隠しているのです。しっかり睡眠を取って元気を補充しましょう。

松の実は潤す効果が大。パサつく髪もつやつやに

レシピ▶P132

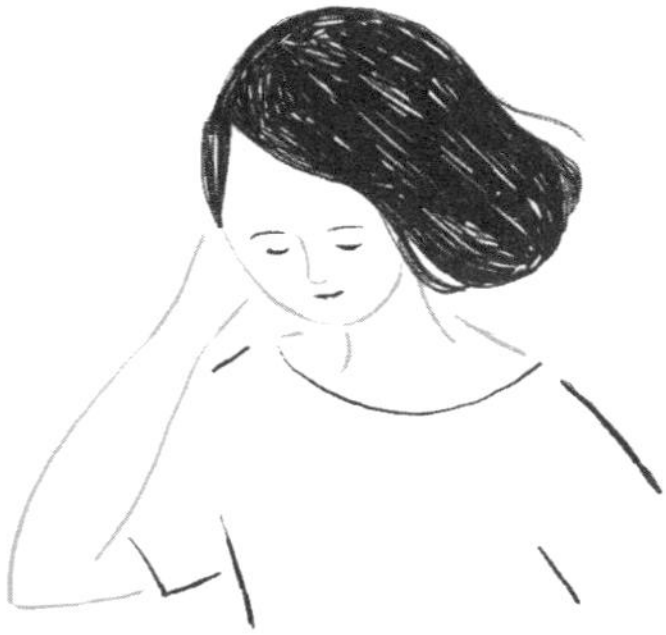

空気がほこりっぽい春は、髪の毛もダメージを受けがち。髪に潤いを与えるには松の実を料理に取り入れてみましょう。

松の実は甘味、温性の食材で、とても高い滋養強壮効果があり、古くから「仙人の食べ物」と称されているほどなのです。

松の実にはさまざまな健康効果がありますが、なんといっても体を潤す力が絶大。腎を補い、血を養う力もあるので、乾燥した髪や肌が潤い、つやもアップ。アンチエイジング効果も期待できます。

肺が潤うことで、のどのイガイガや、加齢によるから咳なども軽減。また、腸が潤うと便通が良くなるため、コロコロ便や便秘の解消にも役立ちます。

松の実というとジェノベーゼソースが思い浮かびますが、味にクセがないのでさまざまな料理に活用できます。そのままでも食べられますが、消化しにくいので、調理せずに食べるときは胃に負担がかからないように1日20粒までにしておきましょう。

養生メモ

中医学では「中庸」を大事にしています。中庸は「真ん中」という意味。怒り過ぎ、悲しみ過ぎ、喜び過ぎなど、「〜し過ぎ」は心身の毒になります。何事もほどほどにするのが一番です。

フキのほろ苦さで老廃物を排出

なんだか体が重く感じるという人は、フキを食べて体をすっきりさせましょう。

フキは苦味・辛味、平性の食材で、独特のほろ苦い味には体内の老廃物などを排出する作用があります。そのため、吹き出ものや痰がからむ咳、胃腸の不調にもおすすめです。血の巡りを良くする効果も期待できますよ。

フキの炒め煮（つくりやすい分量）

❶フキ200gは塩で板ずりする。鍋に湯を沸かして3〜5分ゆで、ザルにあげて食べやすい長さに切る。

❷鍋にごま油を入れてフキを炒め、だし汁200㎖、しょうゆ・みりん・酒各大さじ1、砂糖少々、好みで赤唐辛子1本を加え、少し歯ごたえが残るぐらいまで煮る。

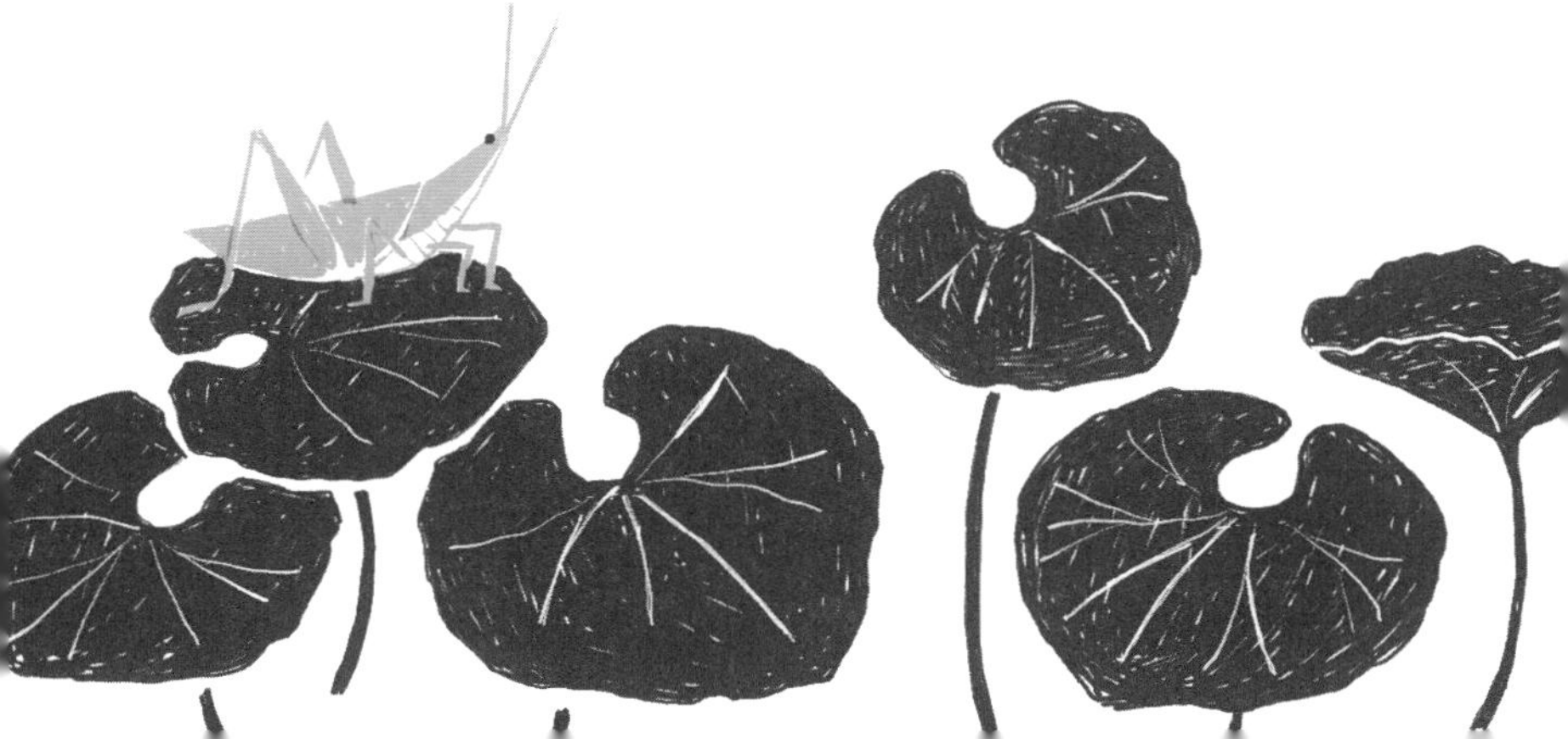

グリーンアスパラで春の不調をすっきり解消

なんとなくだるくて朝起きられない、調子が悪くて食欲がない……。春は知らず知らずのうちに疲れが溜まりやすい季節です。不調を感じたらグリーンアスパラがおすすめ。

グリーンアスパラは、エネルギーのもとである気を補う働きがあります。食べると元気をチャージできて体力も回復。さらに体を潤す効果もあるので、乾燥肌やのどの渇きから体を守ってくれます。

さっとオリーブオイルで炒めて、塩・こしょうで味つけするだけで、立派な一品になりますよ。

春のむくみはそら豆、サヤエンドウで軽減

春のむくみが気になる人は、そら豆やサヤエンドウを食べましょう。

そら豆もサヤエンドウも湿を取る作用があるため、むくみを解消する働きがあり、梅雨時のだるさなども軽減してくれます。

そら豆は、胃腸の働きを良くするため、食欲がないときにも効果的。サヤエンドウは、デトックス作用があるため、ニキビなど吹き出ものが気になるときにもおすすめです。

Summer

3章

夏

暑さが増し、緑が深くなる季節。
人の気力や活力も充実してきます。
その反面、発汗で体が衰弱しがちに。
心身の疲れを癒やすことも必要です。

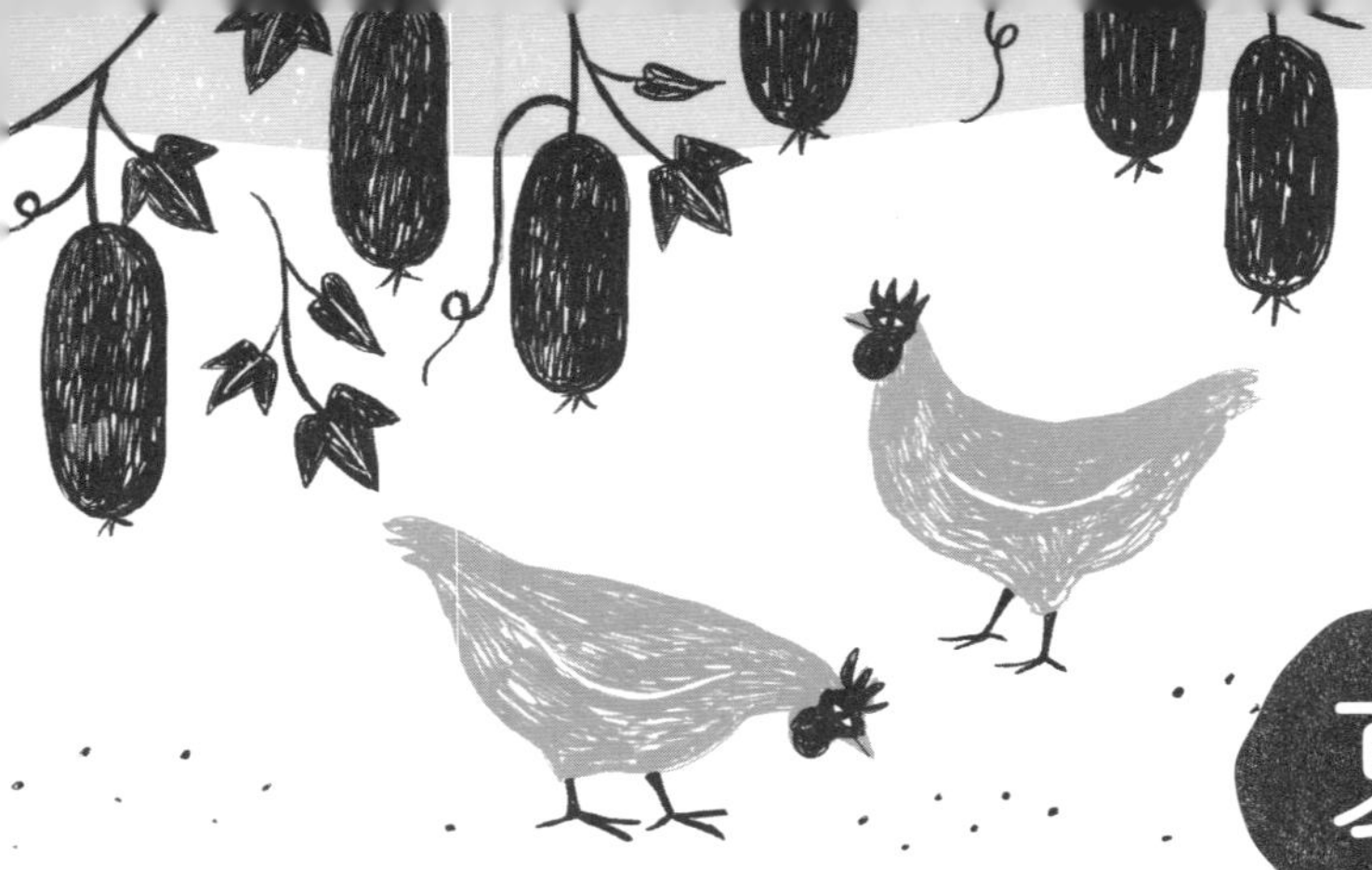

夏 という季節

日差しが強くなり、植物も力強く伸びていく季節です。
中国最古の医学書『黄帝内経』には、
「夏の3か月を蕃秀《ばんしゅう》という」と記されています。
蕃＝茂る・活発、秀＝華やか・美しいという意味で、
「万物が成長し、もっとも栄えるとき」ということを表します。

夏は、春よりもさらに陽気が盛んになり、
それとともに人もエネルギーにあふれ、活動的になります。
動くと汗をかきますが、発汗は体のエネルギーを
発散させるので、適度に汗をかくことは大切。
汗をかかないと、余分な熱が体内にこもってしまいます。
また、暑くても、冷たいものの摂り過ぎなどから
夏の冷えに陥りやすいので注意が必要です。

夏の食養生3つのポイント

1 体の熱を冷まし暑さを追い出す

夏は、暑さによる邪気「暑邪《しょじゃ》」が体に入りやすくなります。暑邪は、ほてり、大量の汗、のどの渇き、イライラなどを引き起こします。冷たいものを飲食するのではなく、体の余分な熱を冷ます食材を摂るようにしましょう。

おすすめ食材（体の熱を冷ます食材）

トマト、きゅうり、なす、ゴーヤ、レタス、スイカ、小豆、豆腐、バナナ、緑茶など

2 じめじめを体から取り除く

じめじめ湿気による「湿邪《しつじゃ》」は脾（胃腸）に影響を与えます。湿邪は、むくみ、下痢、めまい、体や頭の重だるさなどの不調を招きます。体内の湿を取り除くには、余分な水分を排出する作用のある食材を摂るのが効果的です。

おすすめ食材（余分な水分を取る食材）

きゅうり、なす、冬瓜、トウモロコシ、ズッキーニ、小豆、もやし、はと麦、ぶどうなど

3 夏の冷えを改善する

暑い日は冷たいものを摂ることも多く、そのせいで胃腸が冷えて、体の芯まで冷えてしまう場合も。芯が冷えると、体を温めるためにエネルギーを使うことで、疲労が溜まりがちに。冷えを改善するのに、胃腸を温める食材を取り入れるといいでしょう。

おすすめ食材（胃腸を温める食材）

栗、かぼちゃ、鶏肉、鮭、こしょう、黒砂糖、しょうが、シナモン、クローブなど

6月

梅雨だるにはシソ。香りが不調を改善

長雨が続き高温多湿なこの時季は、体に湿気が溜まり、心身の不調が出やすくなります。余分な湿気を排出し、快適に過ごす食材選びを心がけて

東洋医学では、梅雨どきは「湿邪」（体調不良を引き起こす過剰な湿気）による体の不調が増えるといわれています。湿邪は、重だるい、むくむ、眠いといった不調を引き起こします。特に胃腸系に悪影響を及ぼしやすいため、食欲低下や吐き気などが起き、さらに、関節の腫れやめまいなどにつながることもあります。

そんな梅雨の時季の重だるい状態を解消するには、香りの高い食材がおすすめです。なかでもシソは、漢方薬に配合されるほど高い作用があります。

シソは辛味、温性の食材で、独特の香りに気の巡りを良くする働きがあります。発汗を促し、冷えも取るので、胃腸の働きが回復。梅雨冷えなどで体調を崩したときや、ストレスによる胃腸の不調などにも有用です。

さまざまな料理に活用できますが、生で食べるとより高い効果を得ることができます。食べるときは、香りをしっかり感じるようにしましょう。

さくらんぼで温めて潤し、美肌づくり

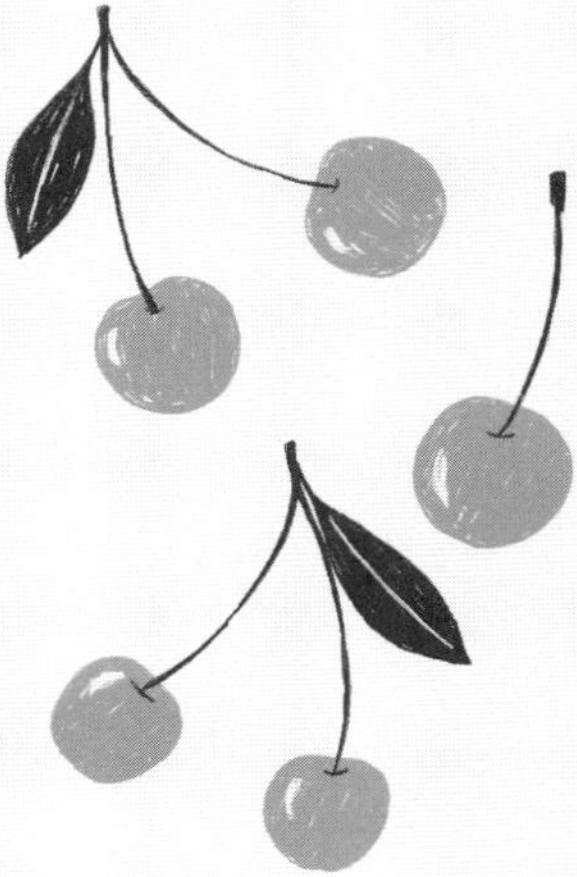

空気がじめじめすると、肌もじめじめしがち。紫外線も強くなってくる時季なので、肌のキメが粗くなったり、しわやくすみが目立ってきたりと、トラブルが起きやすくなります。

そんな肌トラブルに効果的なのはさくらんぼ。体内の湿を取りながら潤いを補うという、美肌づくりにぴったりな食材です。血を補うので、肌のくすみや血色の悪さなども改善してくれます。

さくらんぼは果物では珍しく温性。体を温めるため、胃腸の働きの強化、疲労回復、夏バテの解消、貧血予防などにも効果を発揮します。むくみや冷房の冷え、足腰のだるさを軽減する働きも。

同時季に出回るアメリカンチェリー（ダークチェリー）も、ほぼ同様の効果があります。

温め効果があるので、のぼせたり、ほてったりしやすい人は控えめにしておいてください。

養生メモ　梅雨の養生は、①思い悩み過ぎない②体を動かし適度に汗をかく③体を清潔に保つ④味の濃いものを避ける⑤お酒の飲み過ぎに注意する⑥風を通して湿気を払う。この6つを心がけて。

鰯が心身の元気を回復。夏バテも予防

暑さが増してくるにつれて、体がだるくて疲れやすい、食欲がわかない、眠れないなど、夏バテ気味の人も増えてきます。そんなときは鰯を食べて、元気を回復しましょう。

鰯は、血の巡りを良くして気を補う働きがあるため、疲労や食欲低下を改善。精神を安定させ、心を元気にする効果もあります。

眼精疲労や目の充血、涙目など目の不調の改善にも役立ちます。

レシピ▶P137

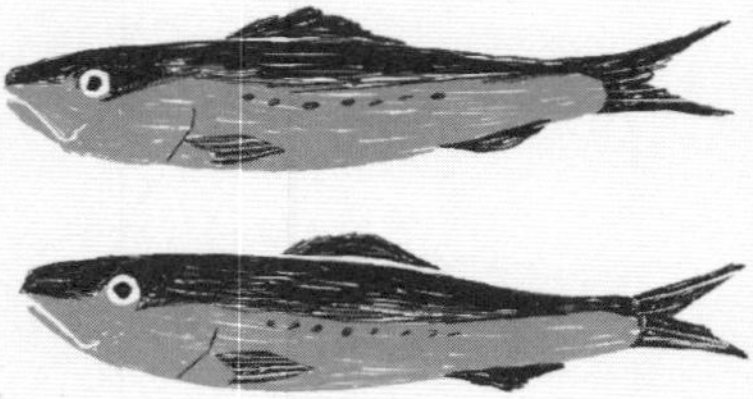

便秘がちならバナナを食べるとすっきり

バナナは、体の熱を冷まし、体内の余分なものを取り除く働きがあるので、かぜ予防、口内炎の鎮静などに効果を発揮します。

腸の余分な熱を冷まして潤いを与える作用もあるため、便秘も解消。逆に、熱を冷ます力が強いため、体が冷えやすい人や、おなかがゆるい人は食べ過ぎないように注意が必要です。

熱を冷ます働きが気になる人は、焼いて食べると作用を弱めることができます。

養生メモ

低気圧が近づいてだるいときは「内関」のツボ（▶P154）を押して。手首の下から指３本分ひじ寄りの中心にあります。ほど良い強さで5秒押して5秒離す。両手を各7回繰り返しましょう。

ゴーヤチャンプルーは初夏の最強レシピ

梅雨のじめじめした暑さに体力を奪われたらゴーヤチャンプルーでリカバリーしましょう。

ゴーヤには体にこもった熱を冷ます作用、豚肉には気血を補って体を潤す作用、豆腐には熱を冷まして潤いを与える作用があります。

この3つが入ったゴーヤチャンプルーは、暑い夏に汗で失った元気と潤いを補うのにぴったりです。

ゴーヤチャンプルー（2人分）

❶ゴーヤ1/2本はワタを取って薄切りし、塩少々をまぶす。豆腐1/2丁、豚バラ薄切り肉100ｇは食べやすい大きさに切る。
❷フライパンにごま油少々を入れ豆腐を焼いて皿に取る。同じフライパンにごま油少々を入れてゴーヤ、豚バラ肉を炒める。
❸豆腐を戻し入れて混ぜ、塩・こしょう各少々で味を調える。

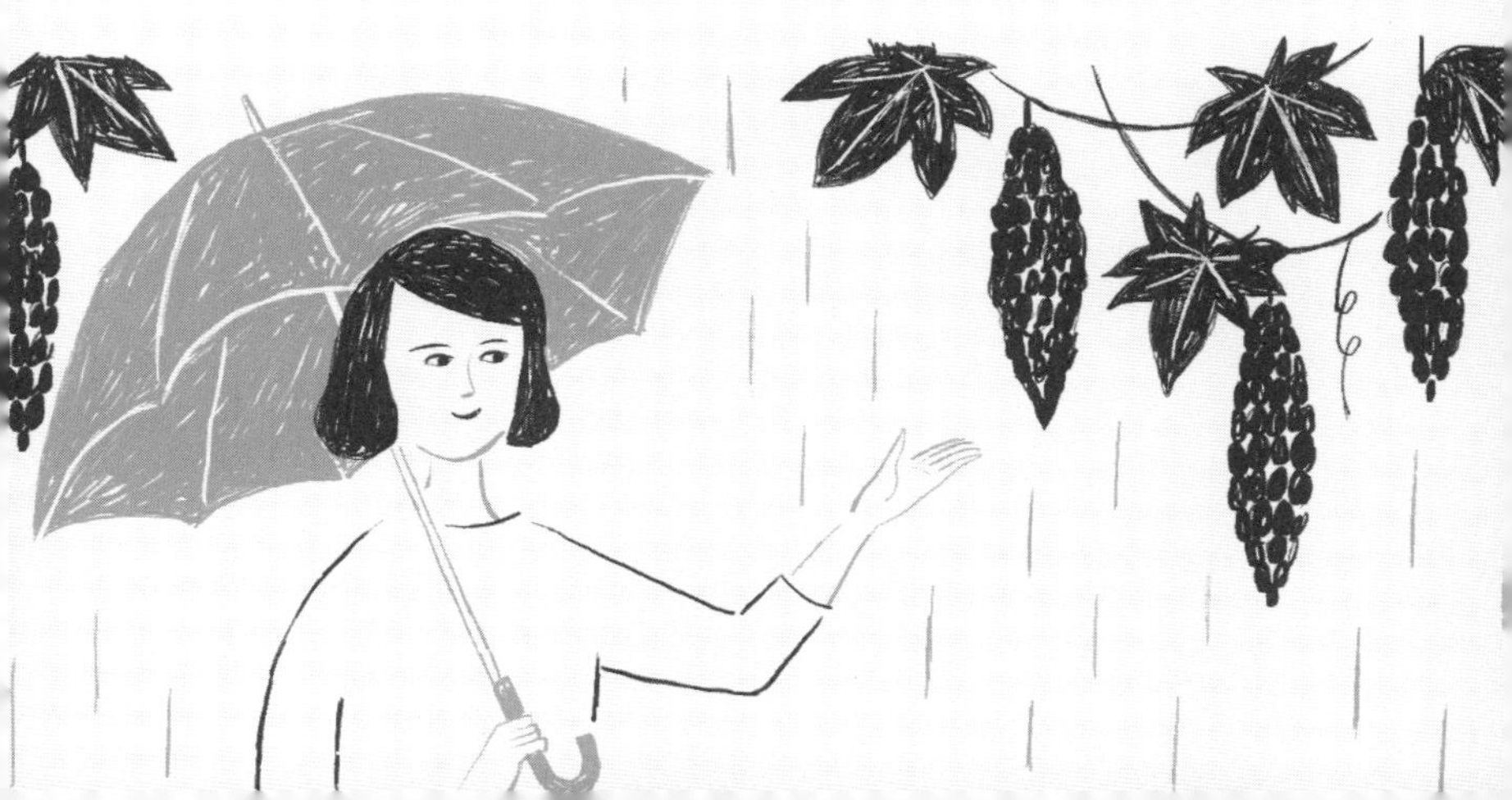

メロンは初夏におすすめの果物。口臭にも効果が

口臭や口のネバネバが気になったら、体内の水分代謝がうまくいっていない可能性があります。水分の循環を良くするためにメロンを食べましょう。

メロンは、のどの渇きを抑えて潤す、水分の代謝を高める、余分な熱を冷ますといった働きがあります。胃腸に溜まった余分な熱と水分を取って流れを良くすることで口臭が軽減されます。

他に、暑さによる体のほてりやのどの渇きなどを軽減する作用、むくみを改善する利尿作用もあり、初夏におすすめの果物です。

じめじめシーズンの肌トラブルには空心菜を

レシピ▶P139

この時季、スーパーなどでも見かけるようになる空心菜は、寒性で、夏にぴったりの食材です。体にこもった熱を冷まし、余分な水分を排出し、湿疹などの肌トラブルの緩和を促します。また、腸に潤いを与えて便通を良くする働きもあるので、むくみなどにも有用です。

ただ、冷やす作用が強いので冷え症や下痢の人は食べ過ぎに注意しましょう。にんにくやねぎ、しょうがなど温性の食材と一緒に加熱調理すると冷やす作用が弱まります。

ほてりやのぼせはレタスでクールダウン

ほてりやのぼせを感じたら、夏野菜のレタスを食べて熱を冷ましましょう。一年中いつでも手に入るレタスですが旬は夏。涼性で、体の熱を冷まし、血の巡りを良くする働きがあります。

胃腸の働きを整える効果や利尿作用もあるので、むくみや食べ過ぎ、胃もたれ、便通の改善にも役立ちます。体を冷やすので、冷え症の人は、にんにくやしょうがと一緒にスープにするなど、加熱して食べるようにしてください。

夢にうなされる人は緑豆もやしで湿を排出

嫌な夢を見てうなされる、睡眠途中で目が覚めてしまうといった睡眠トラブルに悩んだときは緑豆もやしがおすすめです。

東洋医学では、雨が多い時季は体に「湿邪」（過剰な湿気）が溜まり、代謝が悪くなると考えます。じめじめ湿気で寝苦しくなるため、眠りの質が落ち、悪夢を見てしまうのです。

緑豆もやしは水分代謝を回復させ、快眠に導く働きが。わかめ、春雨、のり、小豆、しじみなどにも同様の水分排出作用があります。

養生メモ　不眠気味なら、ぬるめのお湯に首までしっかり約5分間浸かると、血流が良くなり熟睡できます。お湯に浸して絞ったタオルで後頭部から首の横を温めても同じ効果が得られます。

だる重な日のおやつは小豆スイーツで

湿気が多い日は、体がぐったりとしてだる重く感じがち。そんなときは、3時のおやつに小豆を使ったスイーツを選びましょう。

小豆には体の余分な熱を冷まし、血の巡りを改善し、溜まった水分を流す働きがあります。デトックス作用もあり、むくみ、心身のだる重さ、頭の重さ、赤みのある肌トラブルなどの軽減にも有効。つぶあんでも、こしあんでも、ほぼ同様の効果を得られますよ。

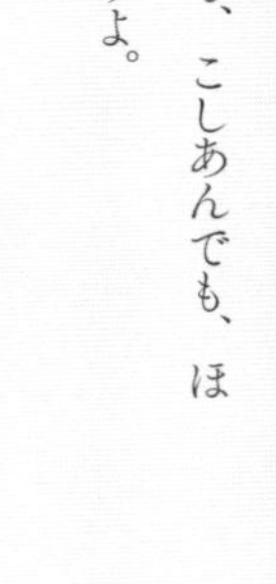

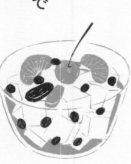

おなかを温めて守ってくれるわさび

お寿司に欠かせないわさびは、独特な辛味に食欲増進作用と殺菌作用があることが知られています。他にも、胃腸を温めて元気にする働きもあり、消化不良の改善にも力を発揮します。生のものを安全かつ体を冷やさず食べるために大きな役割を果たしているのです。お寿司に添えられるガリ（しょうが）にも同じ効果があります。

ちなみに、脂がのった焼き魚には大根おろしやスダチが添えられますが、これには消化吸収を助け、胃腸の負担を軽減する働きがあります。

「なんとなく不調」は効能別食材を活用して軽減

梅雨どきは水分代謝が落ちるため、むくんだり、頭や体が重だるくなったりと「なんとなく不調」に陥りがち。そんなときは、甘いもの・冷たいものを控える、遅い時間に食べないようにする、よく噛んで食べるなど、胃腸に負担をかけない食べ方を工夫しましょう。運動や入浴で軽く汗をかくのも体の湿を外に出すのに効果的です。

食材の力を借りるのも手。この時季に有用な食材を下記で効能別に紹介します。食事に取り入れて不快な季節を乗りきってください。

効能別　梅雨どきにおすすめの食材

●溜まった湿を排出する

➡冬瓜、スイカ、小豆、黒豆、もやし、はと麦、しじみ、はまぐり、きゅうり、のり、昆布、わかめなど

●血行を改善して老廃物を排出する

➡玉ねぎ、ニラ、なす、桃、鮭、青魚、酢、納豆など

●胃腸を整えて水分代謝を促進する

➡米、やまいも、トウモロコシ、ブロッコリー、鯛など

養生メモ　緊張する相手に会ったり、集中したりして疲れたときは、「労営」のツボ（▶P156）を押すと気血が流れてリラックス。手のひらの中央、こぶしを握ったときに中指と人さし指の先が当たる場所です。

7月

梅雨明け間近の湿気と、梅雨明け後の気温の上昇で体調を崩しやすい時季です。胃腸の調子を整える食事を摂って、夏バテ対策をしておきましょう

水分補給には冷水ではなく温かいお茶を少しずつ

冷たいものの摂り過ぎは血流を悪化させ、老化を早めます。冷えに弱い腎を傷つけることで、老化が進んでしまうのです。

暑くなると水分補給が必須ですが、水分ならなんでもいいというわけではありません。甘くて冷たいものをガブ飲みすると、腎を弱らせるだけでなく、体の水ハケが悪くなり、むくんだり、重だるくなったりします。胃腸が弱まると、消化不良や食欲不振から夏バテになることも。夏バテが続くと体全体の抵抗力が落ち、秋になってからかぜをひきやすくなります。

水分補給には、常温より温かいものを少しずつ飲むようにすると体に負担をかけません。

中国も蒸し暑いのですが、基本的に温かいお茶を飲みます。気温が高くても胃腸を冷やさない方が体にいいということがわかっているからでしょう。

緑茶や麦茶、ジャスミン茶などは体を冷やす効果があるので夏におすすめです。温かい飲み物を水筒などに入れて持ち歩きましょう。

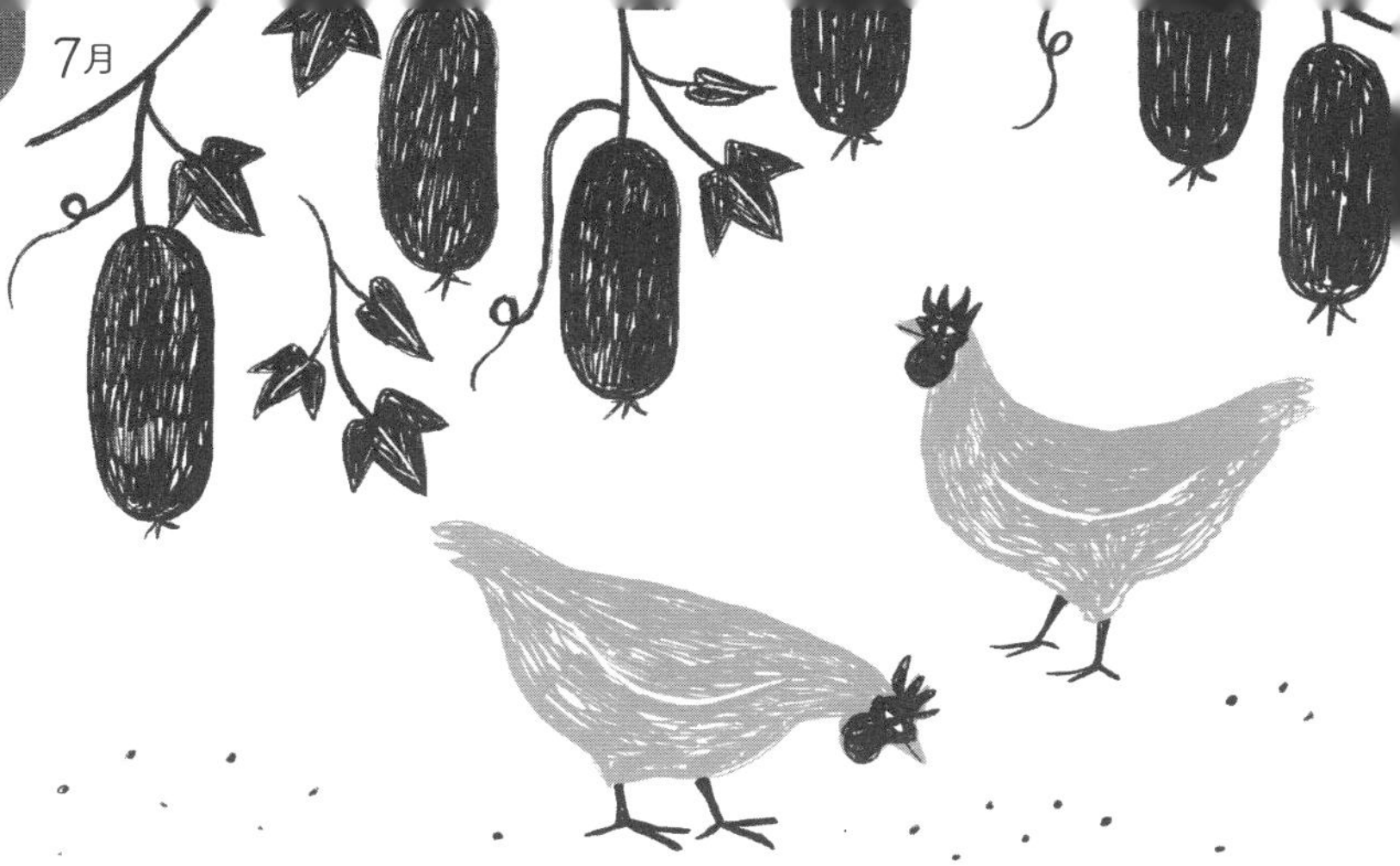

冬瓜《とうがん》と鶏肉のスープでむくみを取りデトックス

冬瓜には利尿作用があり、むくみを改善します。体の余分な熱を冷まし、のどの渇きを潤す働きも。

鶏肉は胃腸を元気にして気を補います。冬瓜と鶏肉をスープにしてデトックス＆元気チャージ。猛暑に備えましょう。

冬瓜と鶏肉のスープ
（2人分）

❶冬瓜200gは一口大に切って皮をむき、ワタを取る。鶏肉（ももまたは胸）1枚は一口大に切り、塩・こしょう各少々をふる。干ししいたけ2枚は水で戻す。
❷鍋に水と①のしいたけの戻し汁計800㎖、塩・酒各少々を入れて煮立てる。①の具材を加え、冬瓜が柔らかくなるまで煮て、塩で味を調える。

養生メモ
関西では半夏生《はんげしょう》（夏至から数えて11日目から七夕までの5日間）にたこを食べる習慣があります。田植えを終え、気血を補う作用のあるたこを食べて休息する。古くからの知恵です。

7月10日は納《7》豆《10》の日。朝晩食べて健康肌に

長時間、オフィスなどで冷房に当たることが多い人は、朝ごはんに納豆をプラスしましょう。体を温める働きがあるので、朝に食べると冷えを予防することができます。

夜に食べると血の巡りが良くなり、疲れた肌を睡眠中にリカバリー。シミやくすみ、目の下のクマなどを改善する効果も。食べ続けると肌の健康度がアップします。

ねぎなどの香味野菜、キムチなどと合わせて、よく噛んで食べましょう。

月経のお悩みはイカで解消

イカが旬です。イカは平性の食材で、血や潤いを補う働きがあり、月経不順や貧血、更年期症状など婦人科系の不調に有用です。また、メンタルの不調にも効果的で、不安やソワソワ感を抱えている人や、夜中に何度も目が覚めるなど睡眠トラブルに悩んでいる人にもおすすめ。

刺身やマリネ、煮物、中華炒めなど和洋中問わずいろいろな料理にして取り入れましょう。

イカの簡単マリネ（2人分）

❶刺身用のイカ1/2ぱいとシソ5枚、みょうが2個を細切りにする。

❷①のイカをさっとゆでてシソ、みょうが、甘酢（またはすし酢）大さじ2〜3と和える。

夏の便秘にはパイナップル。腸が潤います

夏は意外と便秘に悩む人が多いのです。汗をかいて体の水分が不足すると便の水分も不足して硬くなり、排出しにくくなるからです。

そんなときは、腸を潤して便秘を緩和するパイナップルがおすすめです。体の余分な熱を冷まし、元気を補う働きもあります。

ただ、缶詰のパイナップルは甘過ぎるので、できれば生のものを食べましょう。

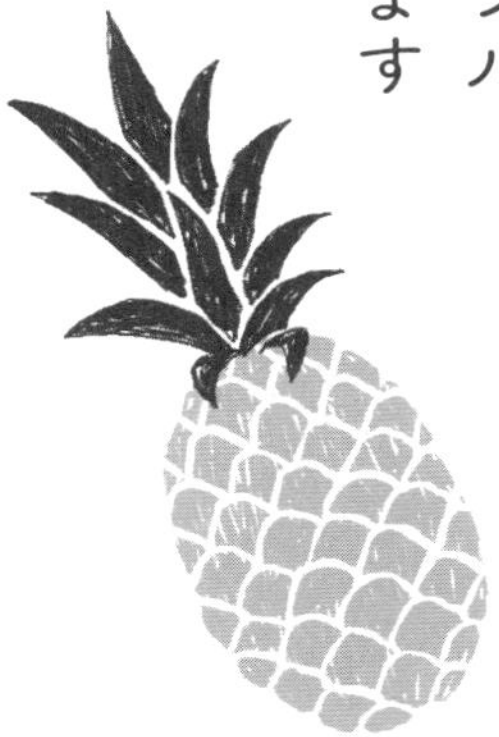

キウイフルーツでおいしく熱中症予防

甘さと酸っぱさのバランスがほど良いキウイフルーツ。寒性の果物で、余分な熱を冷まし、のどの渇きを癒やすので、暑い日の外出やスポーツの前に食べましょう。

そのまま食べてもおいしいのですが、シェイクにすると消化もしやすくなります。キウイフルーツ1個の皮をむき、ざく切りにしてはちみつ小さじ1と一緒にミキサーにかけます。好みで水を加えてジュース風にすると、さっぱりと飲みやすくなります。

養生メモ

就寝前に深呼吸。鼻から4秒息を吸い、7秒止め、8秒かけて口からゆっくりと吐き出します。これを4回繰り返すと副交感神経が優位になり、リラックス。安眠に導く呼吸法です。

心がザワついたら ピーマンを食べて 早めに就寝

嫌なことがあった日は、ピーマンの癒やし効果を活用しましょう。ピーマンには気の巡りを改善し、自律神経の高ぶりを抑える働きがあるため、気持ちを落ち着かせてくれます。胸苦しさを取り除いて、安眠に誘ってくれる効果も。

ピーマン炒めやチンジャオロースーなど炒め物として加熱したものを食べ、早めに寝るようにすると胸のザワつきを軽減できます。翌朝は気分爽快、目覚めすっきりです。

夏こそ甘酒。疲労を回復、美肌にも効果が

最近は「飲む点滴」といわれて人気の甘酒。冬のイメージが強いですが、俳句では夏の季語になります。昔は夏場の栄養源として飲まれていて、江戸時代には、街を歩く甘酒売りが夏の風物詩だったそうです。

東洋医学では、汗をかくと、体内の水分だけでなく気も消耗すると考えます。甘酒は温性で、気と潤いを補う作用があるため、疲労感をすみやかに回復させる働きが。冷え、食欲不振の解消、美肌などにも効果が期待できます。

豚肉に梅を合わせて夏だるを解消

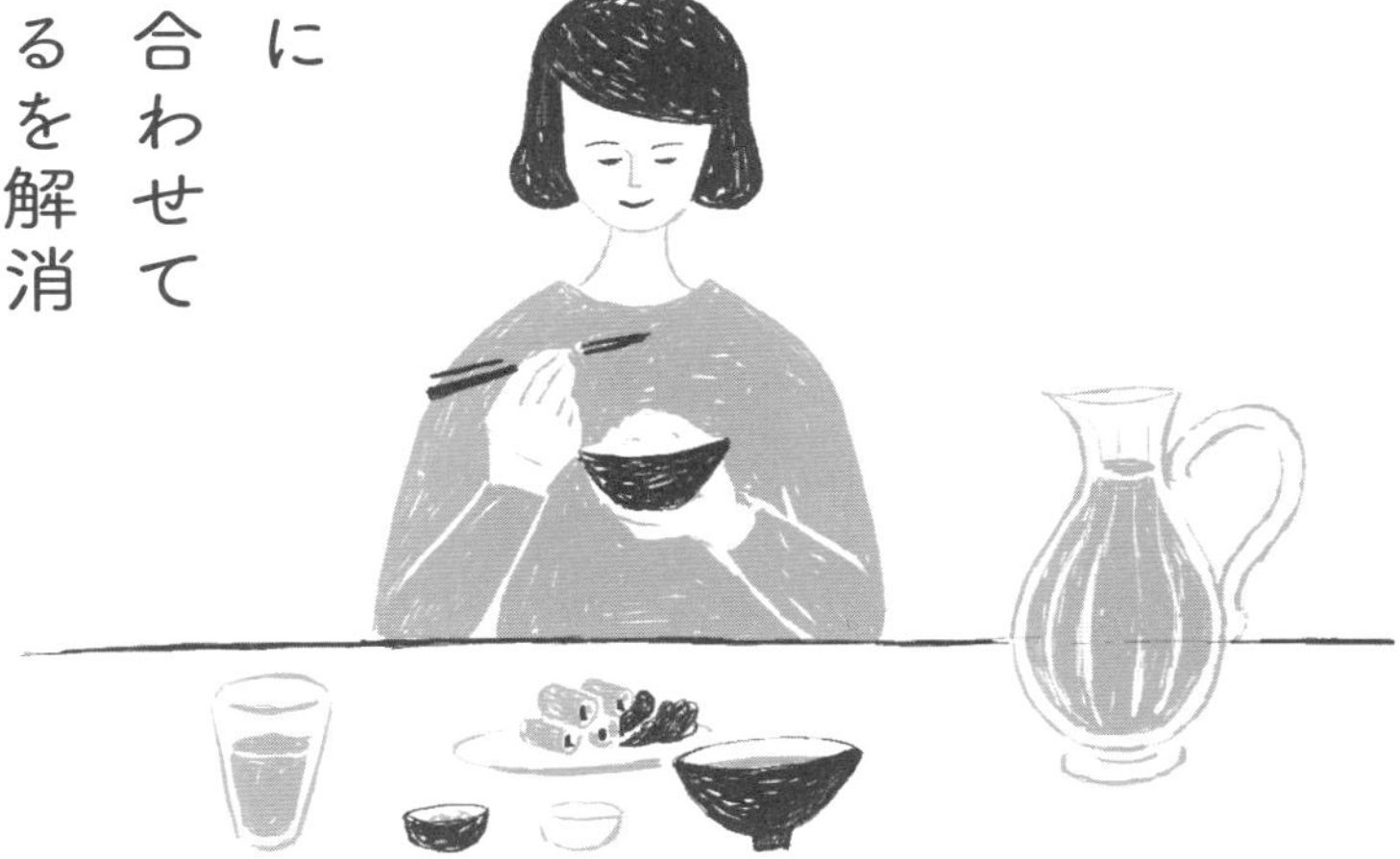

豚肉は、気や血を補い、体を潤す働きがあるため、暑い日の重だるさの改善にぴったり。疲労回復効果のある梅と、気の巡りを良くするシソを合わせると効果がアップ。きのこやにんじんと一緒に肉巻きにするのもおすすめです。

豚肉の梅シソ巻き
（2人分）

❶豚薄切り肉10枚を広げ、シソを1枚ずつのせて梅肉ペースト適量を塗る。
❷石づきを取ってほぐし、半分に切ったえのきだけ1袋分と、せん切りしたにんじん½本分を等分して①にのせ、巻く。
❸フライパンに油を熱し、②を火が通るまで焼く。ぽん酢しょうゆをかけて食べる。

養生メモ　「暑〜い！ そうだコンビニ入ろ。あー涼し〜い！」となりがちな季節。でもこの瞬間、体に負荷がかかり自律神経が乱れます。羽織りものを持ち歩き、寒暖差から体を守りましょう。

土用の丑の日の鰻に山椒をかける理由

土用は季節の変わり目のこと。土用の中で十二支の丑の日にあたる日のことを土用の丑の日といいます。この日に鰻を食べるようになったのは江戸時代の蘭学者・平賀源内が「本日は土用の丑、鰻食うべし」と宣伝したことが始まりといわれ、厳しい夏を乗り切るために暑い夏の丑の日に精のつく鰻を食べるという習慣になりました。

たしかに鰻には、気や血を補い、湿気を取り去り、骨や筋肉を強くする作用があり、夏バテ、めまい、疲労、関節痛などの軽減に効果的です。ただ、季節の変わり目は胃腸が弱りやすいため、脂がのった鰻は負担になることも。本来なら食べ過ぎ注意の食材なのです。

そこで、使いたいのは山椒。山椒は胃腸を温めて気を下ろす作用があり、消化吸収を助けてくれます。一般的に鰻には山椒が添えられていますが、とても理にかなっているのです。

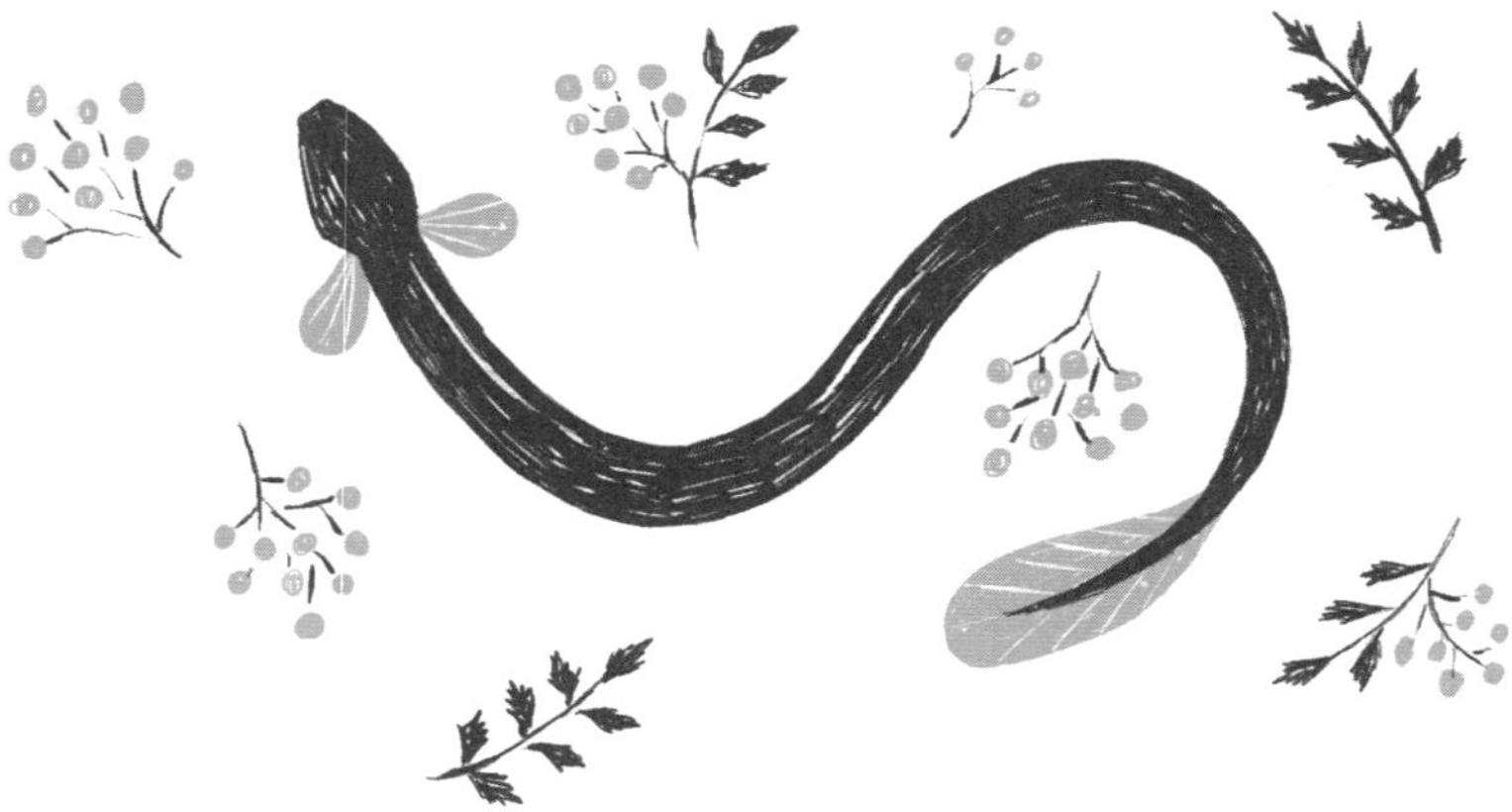

ゴーヤの苦味で体の熱をクールダウン

ゴーヤの苦味は体の熱を冷ます働きがあり、夏バテ解消に役立ちます。目にも効果的で、目のかゆみや充血も和らげます。苦味が重要なのですが、苦味が苦手という人は塩揉みで軽減しましょう。ゴーヤ1本を縦半分に切り、ワタをスプーンで取って1～2ミリくらいの薄切りにし、塩小さじ½を加えて揉み、水気を絞ります。夏はこの塩揉みゴーヤを少量、温かい緑茶に入れて飲むとクールダウン効果がアップします。

足腰の冷えにはエビを。更年期症状も軽減

エアコンの効き過ぎや冷たいものの摂り過ぎで冷えを感じたら、エビを食べましょう。エビは体を温めてスタミナをつける働きがあるため、体力も気力もアップ。血の巡りが良くなることで冷えが改善されます。特に足腰が冷える人におすすめです。

腎の機能を高める作用もあり、めまいやむくみの軽減のほか、アンチエイジングにも有用。疲れやすい、上半身はほてるのに足腰が冷えるといった更年期症状の改善にも役立ちます。

養生メモ 気温が28.4℃以上になると口げんかが増えるという研究があるそうです。夏こそ「心静自然涼」。暑くてイライラするとよけいに暑くなります。ゆったり気分で過ごしましょう。

8月

厳しい暑さの時季こそ、冷房などで体は思った以上に冷えています。余分な熱を冷ましながら、体の芯を冷やさない食材を選びましょう

熱中症にはスイカ、夏の冷えには桃を

レシピ▶P136

猛暑のときは、熱中症にならないように体の余分な熱を冷ますことが大切です。

熱を冷ますにはスイカがおすすめ。スイカは、熱を冷まし、体に潤いを与え、不要な水分を排出する作用があります。利尿作用によって水分を出して暑さを取りつつ、のどの渇きを軽減させるというわけです。暑さによるイライラも解消できます。

一方で、外は猛暑でも、冷房に当たったり、冷たいものを食べたりするせいで、体や胃腸が冷えてしまっている人が少なくありません。それが原因で夏かぜをひいたり、下痢になったりする場合も。

冷えを感じたら、桃を食べましょう。果物は体を冷やす性質のものが多いのですが、桃は体を温める貴重な存在。血の巡りを良くし、潤いも補う素晴らしい食材です。汗をかいた体を潤し、疲れや便秘を軽減。乾燥した皮膚も潤すので美肌効果も期待できます。

さらに、桃の優しい香りも、滞った気の巡りを良くし、気持ちを癒やす効果があります。

日焼け後には トマトを食べて肌を修復

レシピ▶P140

日焼けは、シミ、しわ、そばかすなど、さまざまな肌トラブルの原因になります。この時季は、汗をかくことによって体内の水分が失われているので、日焼けをすることでさらに肌が乾燥し、大きなダメージになるのです。

日焼け後の乾燥はトマトを食べてケア。トマトは、肌の表面だけでなく体の中からもリカバリーできるのでおすすめです。

トマトは、潤いを補い、血の巡りを良くし、体にこもった余分な熱を冷ます作用があります。ほてった体をクールダウンするので夏バテにも効果的です。

また、トマトに含まれるリコピンは、強い抗酸化力をもっていることでも有名。紫外線対策として、日頃から食べるといいでしょう。

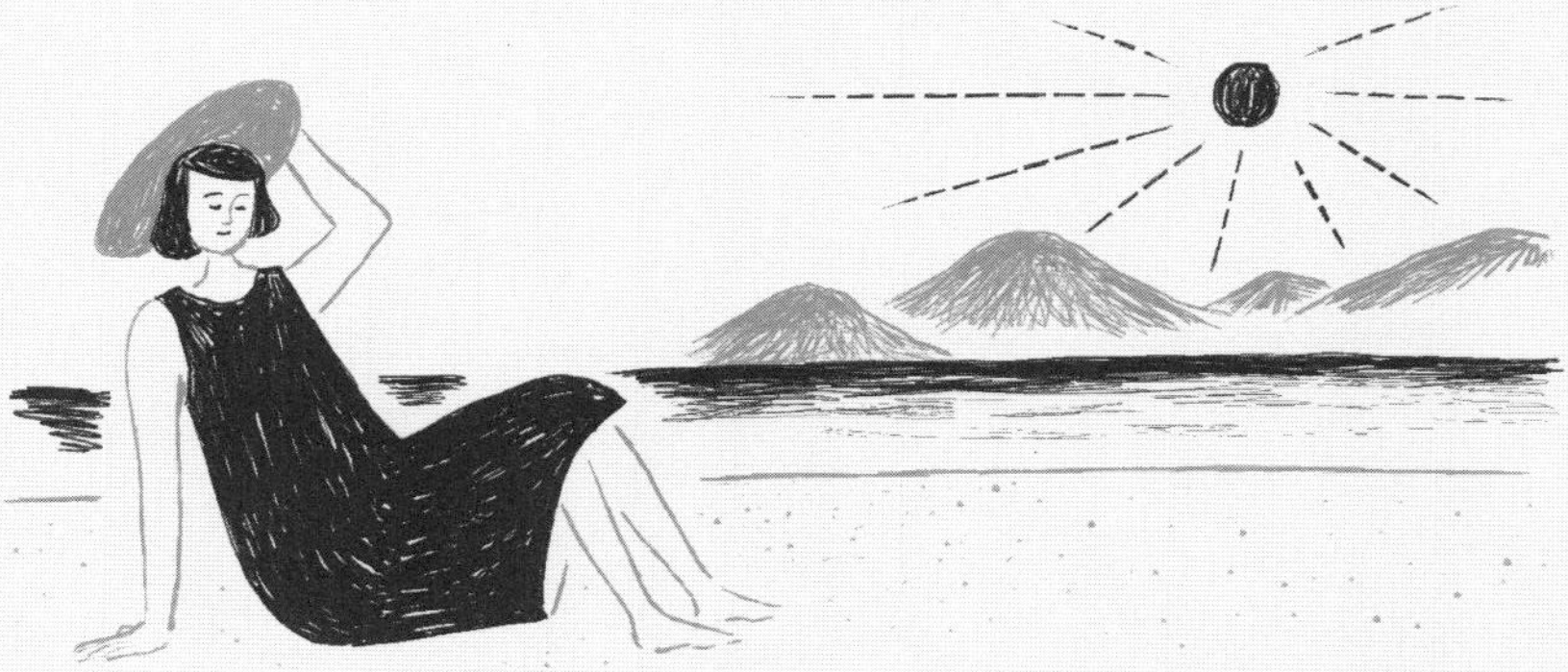

養生メモ

つらい冷房病は「風門」をドライヤーで温めて。「風門」は首を前に曲げたときに首下の背骨に出る大きな骨から指2本分下がり、そこから左右に指2本分のところにある2つのツボです。

ピリリと辛い麻婆豆腐で体がすっきり

麻婆豆腐は夏の薬膳メニューの優等生。豚ひき肉は疲労回復効果があり、豆腐は体を潤して余分な熱を冷ます働きがあります。さらに豆板醤は、胃腸を元気にし、だるさや食欲不振を解消。体を刺激して代謝をアップする働きもあります。デトックス効果もあるので、ムシムシ暑い日に食べると体をすっきりさせてくれます。

豆板醤はそら豆や唐辛子などを発酵させた調味料。発酵調味料の辛味は他の辛い調味料より胃腸に優しめですが、摂り過ぎには要注意です。

ビール＋枝豆は二日酔いも防ぐ最高のコラボ

暑くなるとビールが飲みたくなります。ビールには体にこもった余分な熱を冷ます働きがあります。利水作用もあるので余分な水分が排出されて気分もすっきり。夏の暑気払いにビールはまさにぴったりなのです。

おつまみに欠かせない枝豆は、脾を整えて消化吸収や代謝を促進する働きがあり、二日酔いにも良い食材とされます。

「ビールと枝豆」は定番ですが、おいしいだけでなく、効能的にもベストパートナーなのです。

トウモロコシ＋豚肉でスタミナアップ

レシピ▶P138

夏に旬を迎えるトウモロコシは、胃腸の働きを整え、消化吸収力を高める働きがあります。夏バテや胃腸が弱って食が進まないときにおすすめの食材です。冷たいものの飲み過ぎによって溜まった水分も排出してくれます。

さらにスタミナをアップしたいときは、豚肉と一緒に料理しましょう。豚肉は、高い滋養強壮効果があるので体力回復に効果的。気血を補うため、元気も補充できます。

睡眠が浅い日はみょうがでシャキッと

体に湿気が溜まると夢を見やすくなります。そのせいで睡眠が浅くなり、朝すっきりしないということも。そんなときは、みょうがを食べましょう。みょうがは気の巡りを良くし、発汗を促進することで体の湿を取って症状を改善。独特の香りにもリラックス効果があります。

朝食に、みじん切りしたみょうがを混ぜたみょうがごはんを食べると頭も体もシャキッとします。米にも胃腸を元気にする効果があります。

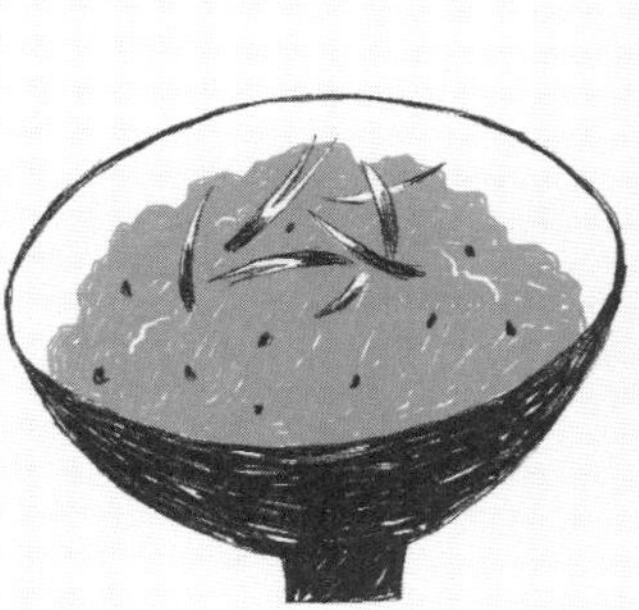

養生メモ

帰省などで長距離移動の多い時季。乗り物酔いする人は「内関」のツボ（▶P154）を押してみて。ばんそうこうの真ん中に米を1粒置いて「内関」に貼っても同じ効果が得られます。

カレーは薬膳。スパイスと野菜がだるさを軽減

レシピ▶P135

カレーに入っているターメリック、コリアンダー、クミン、ジンジャー、ガーリック、カルダモンといったスパイスは、もともと生薬として使われてきたものです。これらが胃腸の働きを良くし、代謝を上げ、疲れやだるさを軽減。玉ねぎやにんじんなどと煮込むため野菜がたっぷり摂れるのも体にうれしいポイントです。

カレーにはトマトを入れると疲労回復効果がアップ。暑さによるイライラやのぼせを改善する効果もあります。

便秘にはオクラ。暑さで弱った胃腸も回復！

暑いときは、汗と一緒に気も体から出ていってしまいます。そのせいで腸も乾燥し、便秘やコロコロ便などになりがち。そんな水分不足による便通の不調にはオクラがおすすめです。オクラは、腸に潤いを与え、便通を良くする助けになります。

また、暑さで弱った胃腸の働きを高め、消化を助ける作用もあるため、疲れたときや食欲不振のときにも効果的です。

おすすめ便秘改善食

- □ はちみつ
- □ バナナ
- □ アボカド
- □ アーモンド
- □ 白ごま
- □ 桃
- □ ごま油
- □ もずく

酢漬けきゅうりの常備菜（つくりやすい分量）

❶きゅうり4〜5本をスライサーで薄切りし、大さじ1/2の塩で揉んだら水でさっと洗い流し、水気をギュッと絞る。
❷保存容器に①と酢40㎖、せん切りしたしょうが1かけ分、砂糖・しょうゆ各大さじ1、輪切りの唐辛子1本分、細切りした昆布10gを入れて混ぜ合わせ、数時間おく。
❸食べる直前に白ごま適量をふる。

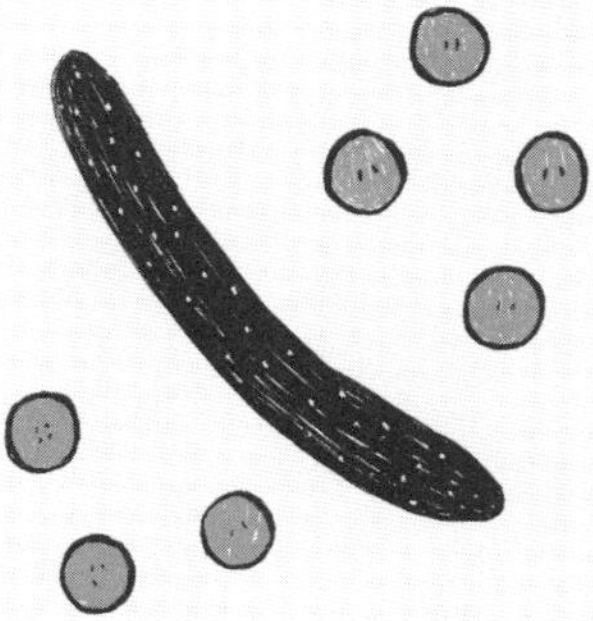

きゅうりは酢で漬けて冷やす作用を軽減して

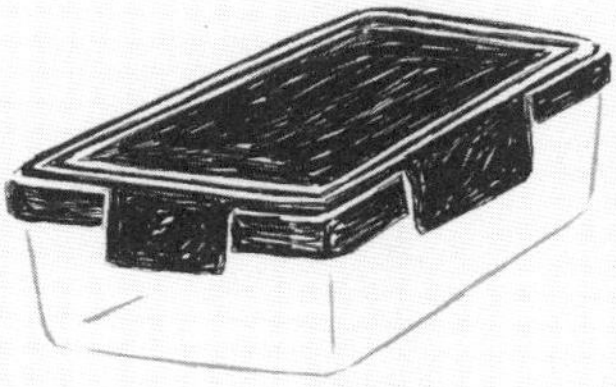

きゅうりには水分を排出する働きがあり、暑さで体にこもった熱を外に出してくれます。顔や手足がほてったり、むくんだりしやすい人におすすめです。

ただし、食べ過ぎると冷えるのでほどほどに。温める作用のある酢で漬けると、寒熱のバランスを調整することができます。

養生メモ
体を冷やすことが多い夏は月経が重くなりがち。経血にかたまりがあったら対策が必要です。使い捨てカイロを服の上から貼ったり、腹巻きを巻いておなかを温めると良いでしょう。

マンゴーで体のほてりも心も静めて

体にカッカとほてりを感じたら、体の余分な熱を冷ます作用のあるマンゴーを食べましょう。のどの渇きを潤すほか、胃と肺の機能を高める働きがあるため、食欲不振や咳にも効果があり、夏バテ対策にもうってつけです。

なんとなく不安だったり、気持ちがザワついたりするときにもおすすめ。マンゴーの甘い香りで心を落ち着かせましょう。

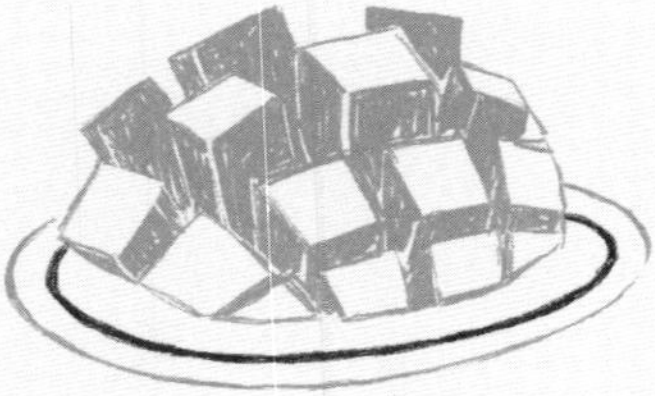

夏はみそ汁で体を温め、夏バテ防止

外は猛暑でも、夏は冷たいものをたくさん摂るので体の中は思った以上に冷えています。冷えると胃腸の働きが悪くなり、栄養の吸収が悪くなるので夏バテになりやすいのです。

体を芯から温めるためには、みそを摂るのがおすすめ。みそ汁なら簡単に取り入れることができます。フリーズドライなどのインスタントでもOK。「暑いときにみそ汁はイヤ」という人は、スティック状に切ったきゅうりやセロリ、ゆでたにんじんなどにみそをつけて食べましょう。

養生メモ

シャワーの湯を脇の下、耳と首の後ろ、腕と脚のつけ根、ひざの後ろ、足首の内側といった大きな血管が通っている部分に重点的に当てましょう。体が温まり、疲労回復につながります。

Autumn

4章

秋

日差しが徐々に弱くなり爽やかな季節。
気力が戻り、集中力もアップします。
一方で、もの悲しい気持ちになりがち。
心身を養って寒い冬に備えましょう。

秋 という季節

空気が乾き、少し冷たい風が吹き始める時季です。
中国最古の医学書『黄帝内経』には、
「秋の3か月を容平《ようへい》という」と記されています。
「容平」は収めるという意味で、
すべての成長が止まり、定まることを表します。
エネルギーが活発に働いていた季節から、
静かに休息する季節に入れ替わるシーズンということです。
私たちの体で、秋に関わりが深いのは「肺」。
肺は乾燥した空気からダメージを受けやすい臓腑です。
秋は体の内側に生命力をしまい始める時季でもあるので
もの悲しい気持ちになりやすいのですが、
過度な悲しみは肺を弱らせるのでメンタルケアも大切です。

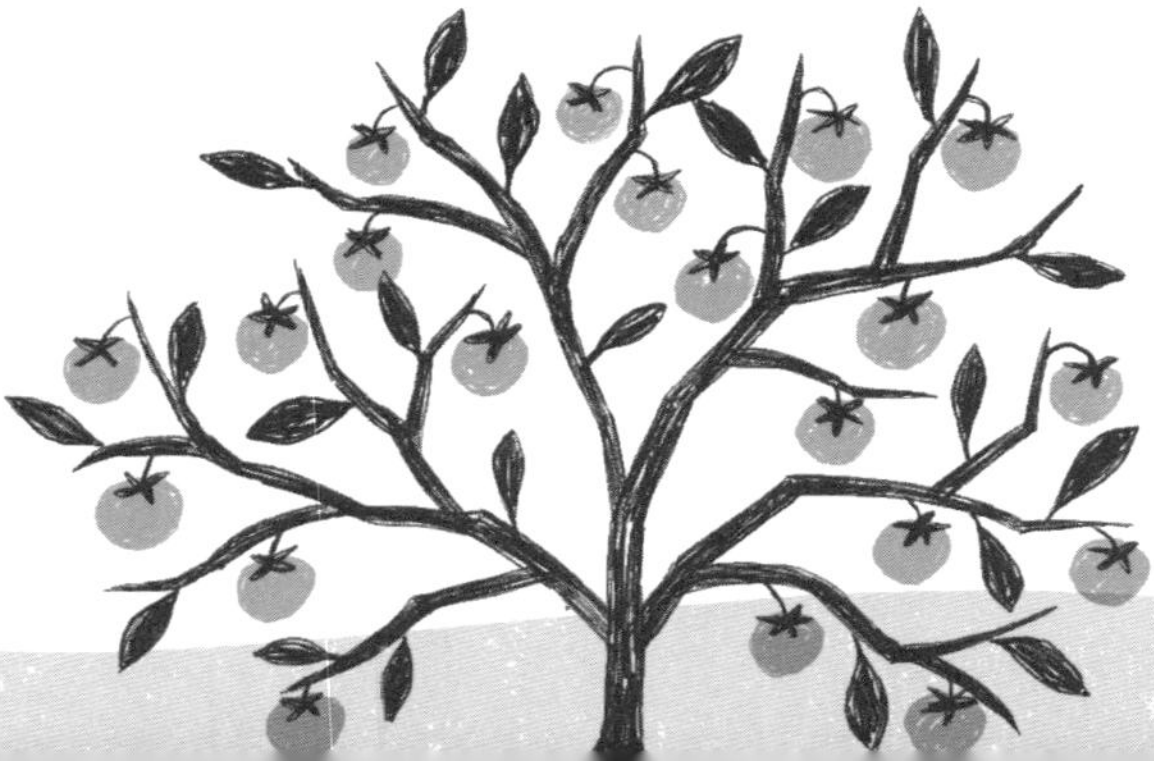

秋の食養生 3つのポイント

1 「白い食材」で体に潤いを

乾燥した空気は肺の大敵。肺が弱ると、かぜをひきやすくなり、鼻水、鼻づまり、のどの痛み、咳などの症状が出ます。乾燥がひどくならないうちに、潤いを補い、粘膜を強くする作用のある「白い食材」で体を養いましょう。

おすすめ食材 (潤いを補う食材)

梨、洋梨、白キクラゲ、ゆり根、豆腐、れんこん、白ごま、やまいもなど

2 辛味の食材で気を発散

五味のうちの辛味は、体を温め、気血の循環を良くし、滞っている気を発散させるといった作用があります。適度な辛味は肺を元気にする働きも。ただし、摂り過ぎると発汗して体を冷やすことになるのでほどほどに。

おすすめ食材 (辛味のある食材)

長ねぎ、玉ねぎ、しょうが、シソ、パクチー、にんにく、唐辛子、こしょう、山椒、わさびなど

3 大腸を潤し、いたわる

東洋医学では肺と大腸は表裏の関係と考えます。肺が乾燥すると、大腸に潤いを与えることができなくなり、便秘になりやすくなるといわれています。便通に効果的な食材を積極的に摂って腸内環境を整えると、肺も元気になります。

おすすめ食材 (腸の潤いを補う食材)

松の実、クルミ、アーモンド、落花生、白ごま、はちみつ、バナナ、豆腐など

9月

季節の変わり目で体調を整えにくいことも。夏の疲れを引きずらないように体力をつけ、体を潤す食べ物で、呼吸器系の不調からも守って

ぶどうは秋の万能薬。焼いて皮ごと食べましょう

ぶどうは秋の万能フルーツ。血を増やし、筋肉と骨を強くし、むくみを取る作用があり、体を元気にします。夏の疲れが残っている人、寝つきが悪い人は積極的に食べるといいでしょう。マスカット、ピオーネなど品種は問いません。

ぶどうを食べると目もすっきり。東洋医学では肝を養う食材とされ、目は肝と関係が深いので、ぶどうを食べると目が楽になるとされています。長時間パソコンを使う人、スマートフォンを多用する人にもおすすめです。

ぜひ試してもらいたい食べ方が、焼きぶどうです。ぶどうを1粒ずつに分けてトースターで5分ほど加熱。皮ごと食べられるので、皮に豊富に含まれる栄養を丸ごと摂取できます。

残暑バテは寒性の秋なすの効果を頼って

レシピ▶P143

秋においしくなる、なす。体を冷やす寒性で、余分な熱を冷ます作用があるため、まだまだ暑いこの時季の体のほてりやのぼせを軽減してくれます。胃腸の調子を整える作用もあり、食欲不振、胃もたれを解消。残暑による疲れを感じたときにもおすすめです。利尿作用もあるため、むくみの改善も期待できます。

冷え症の人は、加熱調理し、しょうがなど体を温める食材と一緒に食べましょう。

ペパーミントのお茶で頭もすっきり

厳しい残暑のせいで頭がボーッとするときはペパーミントを使いましょう。涼性のミントは体の上部の熱を冷ます働きがあり、頭や顔のほてり、目の充血が軽減します。熱のかぜによる頭痛やのどの腫れ、痛みにも効果があります。

爽やかな香りは気分をリフレッシュさせるので、もやもや気分も解消できます。温かいペパーミントティーにして飲むと、のども心もすっきり爽快に。

養生メモ　9月9日は重陽の節句（菊の節句）。奇数を尊ぶ中国で一番大きな奇数が重なる、めでたい日です。風流にお茶やお酒に菊の花びらを浮かべて飲んでみては。菊花には解毒作用もあります。

肌のカサカサは白い食材でしっとりすべすべに

肌の乾燥が気になったら、白い食べ物を積極的に摂りましょう。初秋の空気の乾燥は肺にダメージを与え、肌の水分を奪います。肺は「喜潤嫌燥《きじゅんけんそう》」といって潤いを好み、乾燥を嫌うので、体の内側からの水分補給が必要です。

白ごま、白キクラゲ、ゆり根などは肺に作用し、潤いを与えてくれる食材。体の乾燥からくる便秘やから咳も軽減できます。デザートを食べるときも、豆乳プリンを選ぶのがおすすめです。

レシピ▶P145

体のだるさを感じたら鰯のつみれ汁で元気を回復

朝晩の気温差が激しい初秋は、不調を訴える人が多くなります。

体のだるさを感じたら鰯を食べましょう。脾を養って気と血を補うため、元気を補充できます。

気血の巡りを良くするねぎを入れた、つみれ汁がおすすめです。

鰯のつみれ汁
（2人分）

❶鰯2〜3尾は頭を落とし、手開きして内臓、骨、皮を取り、フードプロセッサーまたは包丁でたたき、おろししょうが小さじ1/2を混ぜる（市販のつみれを使ってもOK）。

❷鍋にだし汁400㎖を煮立て、①をスプーンで一口大にすくって落とし、せん切りした白ねぎ1/2本分を入れ、火を通す（みそ汁にしてもおいしい）。

栗を少しずつ食べてアンチエイジング

レシピ▶P144

栗がおいしい季節です。中国では古くから生薬のひとつとして用いられ、胃や脾の機能を高めて気を補い、筋力を強める働きがあるとされます。

疲れているときや、やる気が出ないときにおすすめの食材。骨をつかさどる腎を補う作用もあるので、老化による腰痛や筋肉の衰えに有用で、骨粗しょう症の予防にも効果が期待できます。

ただ、食べ過ぎると消化不良を起こします。少しずつ食べてアンチエイジングに役立てましょう。

養生メモ

満月近くは体内のメラトニンが減少して睡眠時間が約20分短縮、深い眠りに入る時間も3割減るという研究があります。十五夜近くに不眠気味でも、自然なことなのでドンマイ！

夏のシミを見つけたら血を補って早めに対策

夏の終わりにシミを発見してしまったら、早めにケアしましょう。

東洋医学では、シミの原因は体の中から探ります。秋口は気温が下がるので、新陳代謝がうまく行われなくなり、血の巡りが悪くなることが原因でシミが目立つ場合も。月経のため、慢性的に血液が不足しやすい女性には多い症状といえます。

血の巡りを良くするためには、血を補う食材を摂るのがおすすめです。ほうれんそう、肉類、クコの実、にんじんやまぐろなどを積極的に食事に取り入れましょう。

アンチエイジングの要となる腎を養う作用のある黒豆、ひじき、栗、黒ごま、キャベツ、ブロッコリーなども意識して摂るようにすると効果がさらにアップします。

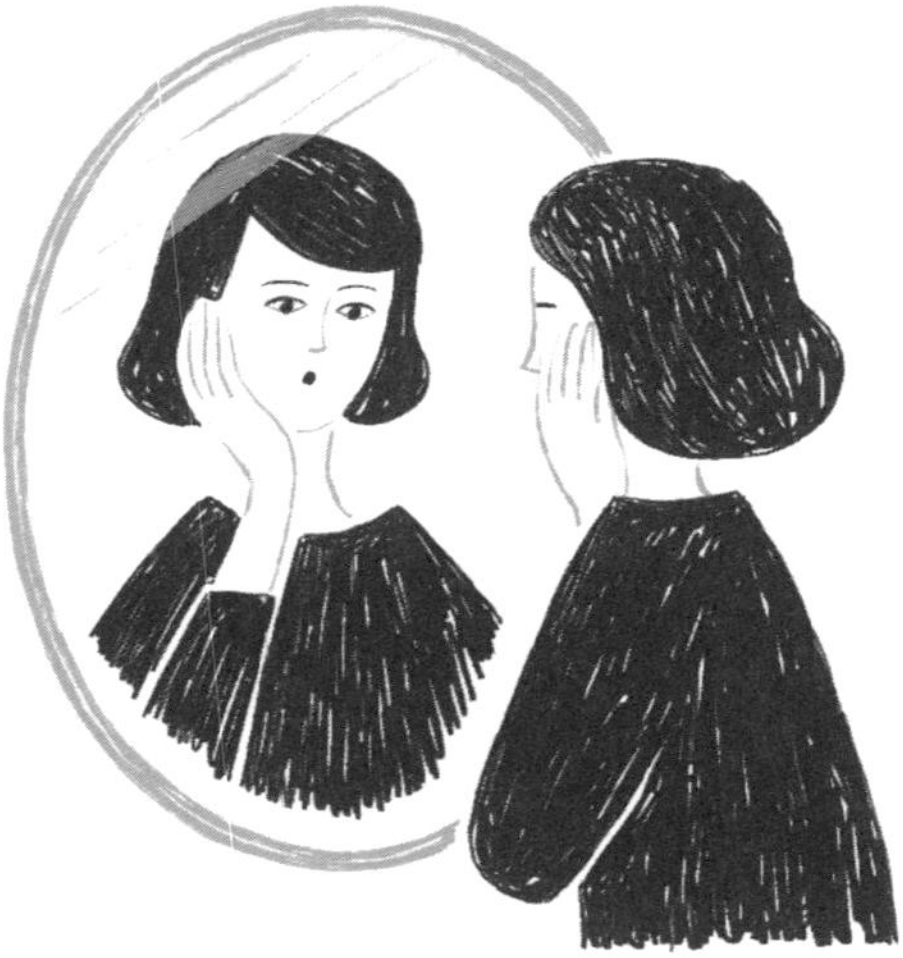

おなかの調子がイマイチ……ザクロを食べれば安心

ザクロは甘味と酸味をほど良く含むのが特徴のフルーツです。酸味には収れん作用があるため、おなかがゆるめのときはザクロを摂りましょう。腸の調子を整えてくれます。

温性の果物なので体を温め、乾燥した肌を潤し、若々しい体をつくってくれる働きも。そのまま食べるだけでなく、ヨーグルトに混ぜたりするのもおすすめです。

秋の花粉症は野菜スープで肺に潤いをチャージ

花粉症は春のイメージが強いと思いますが、ブタクサなどによる秋の花粉症もあります。秋は空気が乾燥し、のどの粘膜が刺激に弱くなるため、花粉に反応しやすくなる場合も。から咳、のどの乾燥、肌・目・鼻の乾燥、目の充血といったトラブルも起こりやすいのです。

症状の緩和には、ゆり根、杏仁、れんこん、梨、白キクラゲ、豆腐など肺に潤いを与える食材が役立ちます。好きな食材を入れてスープにして食べると体の芯から温まって効果的です。

養生メモ

寒暖の差がある時季は自律神経が乱れ、気分が沈みがち。思いきり泣いて気を巡らせ、心をデトックスさせるのもいいでしょう。泣ける映画や小説で号泣するのも効果的です。

台風頭痛をやり過ごすにはあっさり献立がおすすめ

台風が近づくと起きる頭痛が台風頭痛。低気圧の影響で体のバランスが乱れるのが原因で、特に胃腸が弱い人に症状が出やすいようです。

東洋医学では「肥甘厚味《ひかんこうみ》」が胃腸を弱らせるといわれ、台風頭痛が起こりやすい人は、脂っこいもの（肥）、甘いもの（甘）、味の濃いもの（厚）を避けた方が賢明。うどんやお粥、湯豆腐といったあっさりした献立を選び、腹八分目でよく噛むことを心がけ、胃腸を守りましょう。

ドライフルーツの女王ナツメで若さをキープ！

日本ではドライフルーツとして販売されていることが多いナツメは、アンチエイジング効果が期待できる食材。中国では「1日に3粒のナツメを食べると一生老いない」といわれ、世界3大美女とされる楊貴妃も食べていたそうです。

ナツメには、気血を補い、胃腸を丈夫にする働きもあり、不眠や更年期症状にも有用です。

ドライフルーツとして食べるほか、お粥、スープ、鍋などに入れて食べるといいでしょう。

から咳は梨とれんこんのジュースで解消

コンコンと乾いた咳が長引くときには梨を食べましょう。梨は、甘味・酸味、寒性の食材。肺を潤し、口の渇きを和らげるため、から咳の改善に役立ちます。

体の余分な熱を冷ます効果もあるので、残暑でほてった体も優しくクールダウン。本格的な秋になる前に、体を夏仕様から秋仕様にシフトチェンジしましょう。

梨はそのまま食べることが多いと思いますが、れんこんと一緒にミックスジュースにするのもおすすめです。つくり方は、梨とれんこんをミキサーで混ぜ、はちみつを加えるだけ。れんこんとはちみつも梨と同様に体を潤す働きがあるので効果がアップします。かぜのひき始めのときののどの痛さや、二日酔いのときの不快感の緩和にも効果を発揮します。

梨とれんこんのミックスジュース
（つくりやすい分量）

❶皮と芯、種を除いて一口大に切った梨1個と一口大に切ったれんこん3〜4cm分をミキサーまたはブレンダーに入れて撹拌する。とろみ加減によっては適量の水を加えてもOK。
❷なめらかになったら取り出し、はちみつ大さじ1を加え、混ぜながらいただく。

養生メモ　「秋は特に早寝早起きを心がけるべし」と東洋医学の古書に書かれています。夏に消耗した「気」と失われた「潤い」を回復するためで、遅くとも12時までにはベッドへ！

10月

少しずつ気温が下がり、油断すると冷えておなかをこわしたりのどが痛いといった症状が出やすい頃。胃腸をいたわり、体を乾燥から防ぎましょう

おやつにはさつまいも。心身ともに元気になります

さつまいもは、胃腸を整えて強くし、気力と体力を養う働きをします。古くから、常食すれば「五臓を肥やす」といわれてきたほどの栄養食です。

さつまいもは脾と胃を養うので、胃腸の働きが良くなり、消化吸収力が上がり、水分代謝もアップ。むくみや便通が改善され体がすっきりします。

気が補われることによって元気や気力もわいてきます。なんとなくもの悲しい、なんだかやる気が出ないといったときは、焼きいもや蒸かしいも、大学いもなどをおやつに食べましょう。

大学いもは、細切りにすればフライパンで簡単につくれます。皮ごと細切りにして5分ほど水にさらしたら水気を取って素揚げにし、はちみつをかけるだけ。はちみつも、脾と胃を補い、肺や腸を潤して胃腸を整えるため、消化不良や便秘の解消に役立ちます。

落ち込んだときはたっぷりのきのこ類を

秋は日照時間が短くなるので、気持ちが落ち込むことも。そんなときは、きのこ類を食べましょう。しいたけやしめじ、まいたけなどどきのこにはそれぞれ効能がありますが、どれも気を補う働きがあります。気が充実すると元気がアップ。新陳代謝も上がるので、肌のハリを取り戻し、たるみなどを軽減する効果も。免疫力を上げる働きもあり、かぜ対策にもなります。

1種類でもいいのですが、数種類混ぜて料理すると、味にも香りにも奥行きが出ます。

漢方的ダイエット法は「ごはんより汁物を先に」

温かいスープがおいしい時季。東洋医学では、「喫飯先喝湯、勝過神薬方」（ごはんを食べる前にまずスープを飲む。これは神様の処方にも勝る）といいます。はじめに温かい汁物を飲んでから、ごはんやおかずを食べましょう。

東洋医学では、ダイエットは消化を促進し、不要なものを排出することが大切と考えます。温かいスープは胃腸の負担を軽くして消化吸収を促すのに効果的。おなかが温まって心地良い満腹感が得られるので、食べ過ぎも防げます。

養生メモ　いち早くコートを着る人もいますが「春捂秋凍」（春は厚着に秋は薄着に）という言葉があります。早くから厚着すると汗をかき、かえってかぜをひきやすいので要注意。

いちじくで肌荒れを解消

レシピ▶P141

いちじくは不老長寿の果物といわれるほど、薬効も栄養価も高いとされる果物です。

脾と胃を整える作用があり、便秘や下痢を改善。便通が良くなることで肌荒れ、むくみなどを軽減する効果も期待できます。

肺に潤いを与える働きもあり、秋の乾燥を防ぐ効果も。乾いた咳を鎮め、のどの腫れや痛みを和らげるので、のどのかぜや秋の花粉症からくるのどの痛みにも有効です。

疲れ目やドライアイにはクコの実ドリンク

10月10日は「目の愛護デー」。疲れ目やかすみ目で悩む人は、「食べる目薬」と呼ばれるクコを食生活に取り入れてみて。血を補い、肝と腎の機能を高めてくれるので、疲れ目やドライアイのほか、貧血、老化防止に効果があります。そのまま食べてもいいのですが、しょうがと合わせてホットドリンクにすると、体に吸収されやすくなります。

クコのホットドリンク（1人分）

マグカップにしょうがのすりおろし小さじ½、クコの実3〜4粒、はちみつ大さじ½(好みで調整)を入れて、熱湯約200㎖を注ぐ。

ハロウィンのかぼちゃでおなかを元気に

ハロウィンシーズンでもある10月は、夏に収穫したかぼちゃが食べ頃になる時季です。気温が下がると体調が悪くなるという人は、かぼちゃで元気をチャージしましょう。

かぼちゃは甘味、温性の食材で、おなかを温め、脾の働きを高めて気を養います。おなかがゆるい、食欲がない、体がだるいといったときは、かぼちゃが役立ちます。

ポタージュにしたり、柔らかく煮たり、みそ汁に入れたり、好みの料理で食べましょう。

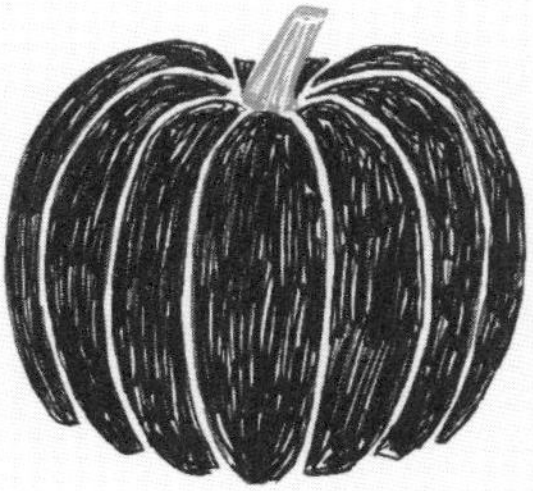

香ばしい黒豆茶でほっこりと冷え取り

うっかり薄着をしたり、秋の雨に濡れて冷えてしまったら、黒豆で冷え取りを。黒豆は血流を改善するので末端の冷え予防に効果的。また、腎の働きを補う働きがあり、白髪や抜け毛予防などアンチエイジングの効果も期待できます。

煮豆が一般的ですが、黒豆茶もおすすめです。黒豆を炒って3～4粒湯呑みに入れ、熱湯を注いで飲みます。黒豆のほんのり香ばしい甘さを味わったら、最後に柔らかくなった黒豆を食べましょう。

養生メモ

過食は東洋医学でも避けたい食習慣。「腹八分目の感覚がわからない」という人は次の3項目をチェック！ 食後、①おなかが苦しい②体が重い③眠い……すべてイエスなら食べ過ぎです。

柿で、のどのイガイガを解消。口内炎や口の渇きにも

レシピ▶P145

かぜ気味のときは柿を食べましょう。古くから、食用のほか薬としても使われてきた食材です。

柿には肺を潤す作用があり、空気の乾燥やかぜのひき始めなどでのどがイガイガするときに効果があります。口内炎ができたり、秋の乾燥で口の渇きが気になったりするときにもおすすめです。

また、酒の毒を取る力もあるため、お酒を飲み過ぎたときに肝を守ってくれる働きも。二日酔いの軽減にも役立ちます。

皮をむいてそのまま食べることがほとんどだと思いますが、生は寒性で体を冷やすので冷え症の人は控えめにしてください。

冷えが気になる人は、冷やす作用が弱い干し柿か焼き柿を食べましょう。焼き柿は、柿をトースターで約10分焼くだけ。甘味が増して、とってもおいしいですよ。

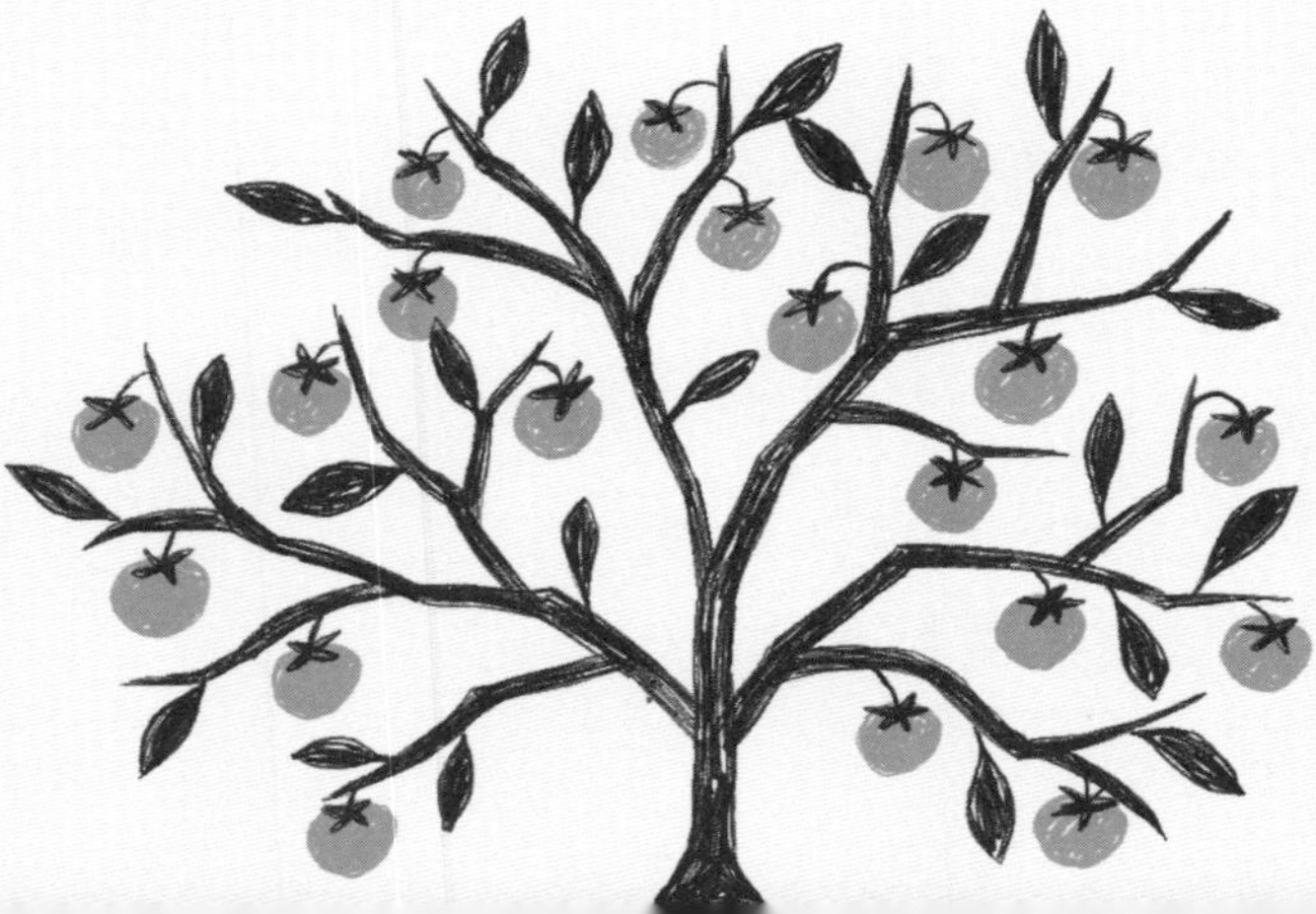

滋養強壮に白菜、大根、豆腐の「養生三宝」

昔から中国では、白菜、大根、豆腐を「養生三宝《ようじょうさんぽう》」(健康を養う3つの宝)と呼び、滋養強壮、免疫力の向上、かぜ予防などに重宝されている食材です。

白菜は甘味、平性で、体にこもった熱を冷まし、便通を良くするなどの働きがあります。大根は甘味・辛味、涼性で、消化を促進し、気の巡りを良くするので胃もたれの解消などの効果があります。豆腐は甘味、涼性で、体を潤し、余分な熱を冷まします。

この3つを合わせて料理すると相乗効果で作用がアップ。ただし、大根と豆腐は体の熱を冷ます作用があるので、温かい料理にして食べましょう。

おすすめは鍋料理やスープ。3つを一緒に煮込めば、たっぷり食べられて体も温まります。

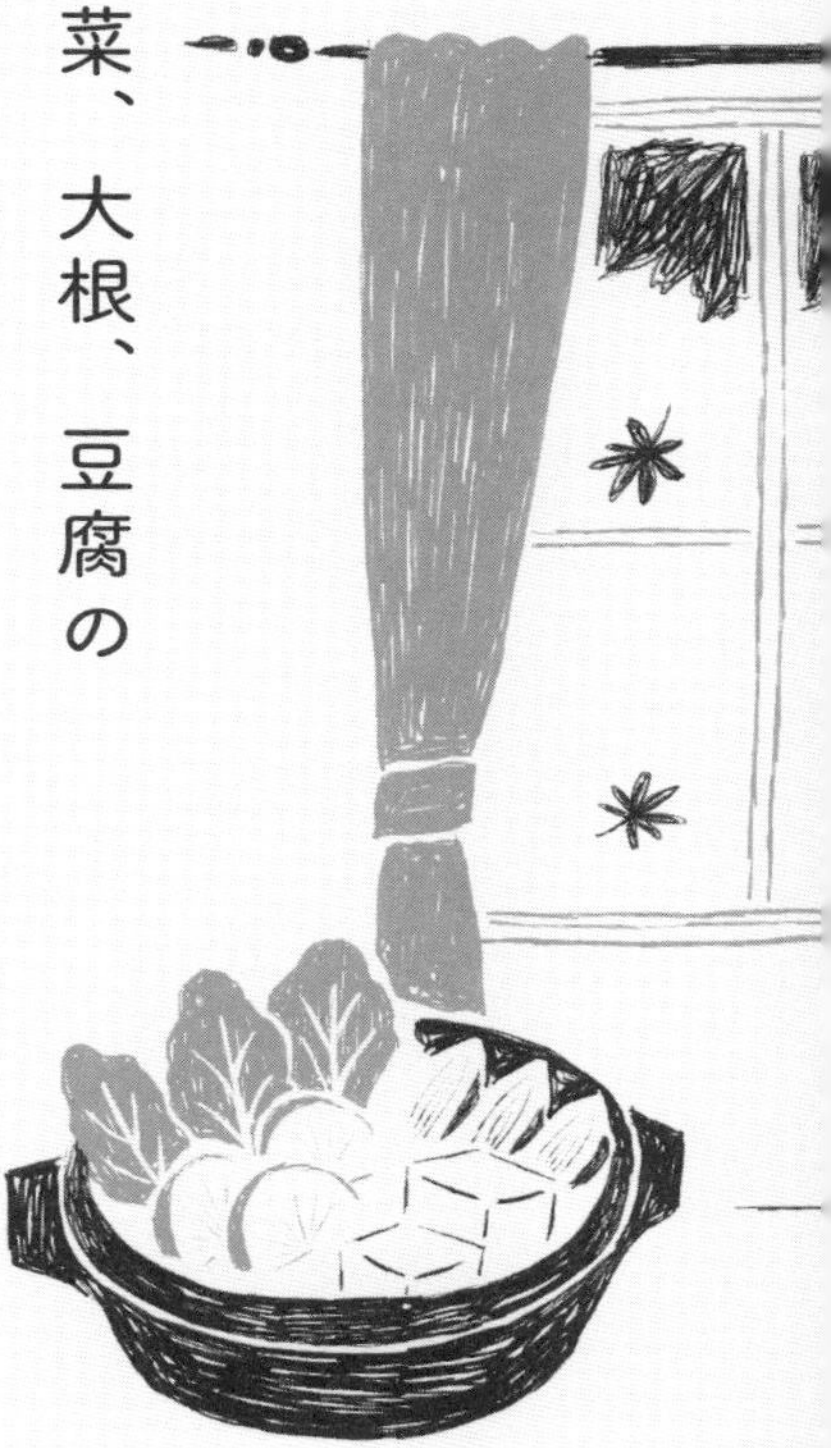

養生メモ

寝る前にダメだったことを思い出して反省するよりも、うれしかったこと、頑張ったことを振り返って自分を褒めるのがおすすめ。心が安定するので安眠でき、朝には元気も復活!

咳を鎮めるには銀杏を少しずつ

この時季旬の銀杏は、中国では生薬としても使われる食材です。肺を潤して呼吸器系の不調を改善する働きがあるため、咳やぜんそく症状を緩和したい人におすすめです。滋養強壮、頻尿の改善にも役立ちます。

銀杏というと茶碗蒸し、塩炒りのイメージですが、サラダや炒め物などにも使えます。

ただし、食べ過ぎると体調を崩すので注意。多くても1日10粒程度を目安にしてください。また、必ず加熱調理して食べましょう。

そばを食べればおなかの張りも胃の不調も解消

新そばの季節。そばは、甘味、涼性の食材。胃腸を強化して消化を助け、体の余分な熱を取り除く働きがあります。胃腸の気を下ろす作用もあるため、ゲップやおなかの張りなどの解消に役立ちます。

体の熱を冷ますため、冷えが気になる人は、なるべく温かい汁そばを食べましょう。ざるそばなど冷たいそばを食べるときは、そば湯を飲んで体を温めるようにしてください。

医者いらずのりんご。発熱や便秘、口内炎も改善

りんごは古くから、整腸作用、疲労回復、イライラの抑制など、さまざまな健康効果のある食材として知られています。欧米では「1日1個のりんごで医者いらず」といわれているほどです。

りんごは胃腸の働きを高めて消化吸収を促進する作用があるため、食欲がないとき、暴飲暴食で不調のときなどにおすすめです。

体の熱を冷まして潤す働きもあり、便秘や口内炎に効果が期待できます。特に、すりおろすと吸収されやすくなるため、発熱時などにも役立ちます。

りんごは涼性の食材なので、少し体を冷やす作用があります。体を冷やしたいときは生で、冷やしたくないときは煮たり、焼いたりと加熱して食べるといいでしょう。

りんごの甘煮（つくりやすい分量）

❶りんご4個は皮ごと薄切りにし、鍋に入れて砂糖80gをかけ、りんごが柔らかくなるまで煮る（煮詰まり加減を見て適量の水を加える）。

❷火を止めて冷まし、レモン汁大さじ1をかける。好みでシナモンパウダー少々をふる。

養生メモ　10月30日は「初恋の日」。好きな人を思うと食欲がなくなるのは、悩むと「脾胃」（消化器）の動きが低下するから。思い詰めず、なんとかなるさ！と考えるのが漢方的恋愛法です。

11月

日差しが弱まり、木立ちの冬枯れも目立ち始める11月。冷えて乾燥が進まないよう、身も心も温め、潤いを補うようにしましょう

落ち込んだときははちみつ、梨、豆腐で肺を潤して

この時季、「何をしても楽しくない」「悲しい気持ちになる」と感じる人がいるかもしれません。

東洋医学では、秋は夏の「陽」から冬の「陰」へと変わっていく、「陰陽転化」の季節と位置づけられています。青々と茂っていた植物が枯れていく季節なので、人も自然界に同調して、気分が落ちこんだり、もの悲しさを感じたりしてしまうのです。

悲しみは、「悲則気消」といわれ、体の気を消耗します。肺を傷つけ、咳やぜんそく、鼻炎などの呼吸器系の症状を引き起こし、皮膚の乾燥や、抜け毛の増加などが起こることも。

気持ちの落ち込みからくる体の不調を解消するには、心に潤いを与えることが大切です。空気のきれいな場所でゆっくり深呼吸するなどしてリフレッシュするだけでも気の流れが良くなります。

食材の力を借りるなら、肺を潤して強くする、はちみつ、梨、豆腐がおすすめ。しょうがや唐辛子など辛味のあるものをプラスするとさらに効果がアップします。

朝、起きがけの白湯《さゆ》でおだやかに体を温める

朝、起きたら白湯を1杯飲むと体にいいというのは広く知られています。白湯は、水を沸騰させて冷ましたぬるめのお湯のこと。目覚めたばかりの体は軽い脱水状態なので、白湯を飲むことで水分を補給し、眠っている胃腸を目覚めさせます。胃腸におだやかに吸収されて体を温める働きも。朝の決まった時間に飲むようにすると生活リズムが整い、基礎代謝を上げる効果も期待できます。

正しい方法でつくると本当においしい白湯ができるので、試してみてください。①やかんに水道水を入れ、強火で沸騰させます。②やかんのふたを取り、大きな泡が出るぐらいの火力にして約10～15分沸騰させます。③火を止めて、約50℃になるまで冷まします。

鉄瓶を使うと鉄分を補うことができて、さらに効果的です。

朝だけでなく、寝る30分ほど前にも飲むと、ぐっすり眠れます。

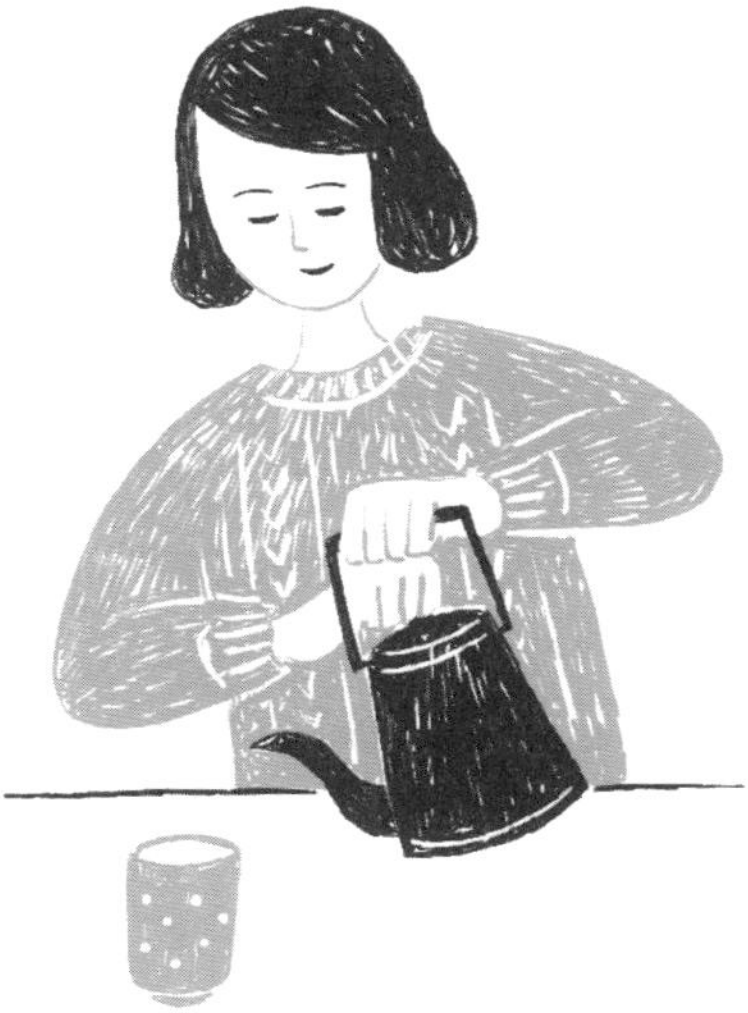

養生メモ 衣服での冷え対策に、まずは靴下を履きましょう。冷えやすい3つの首（首、手首、足首）のなかでも足首は脂肪が一番少なく血流が届きにくい部分。長めの靴下でしっかり守ってあげて。

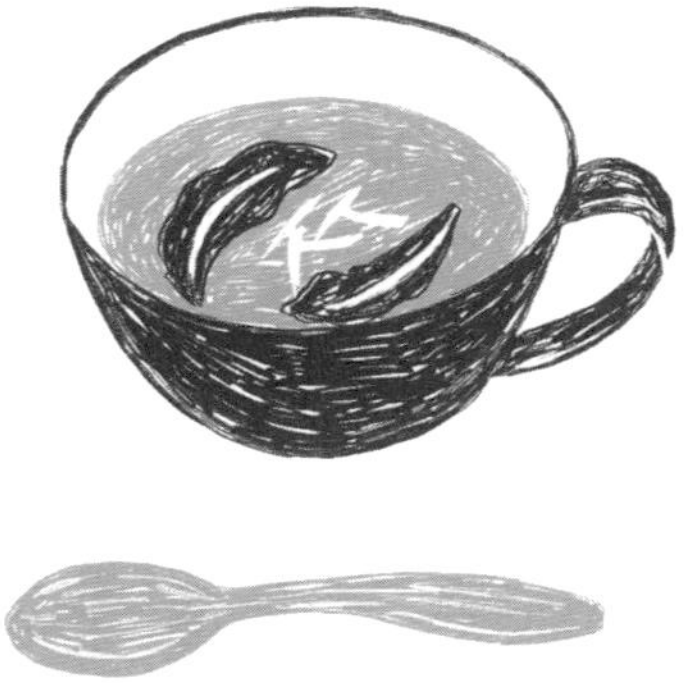

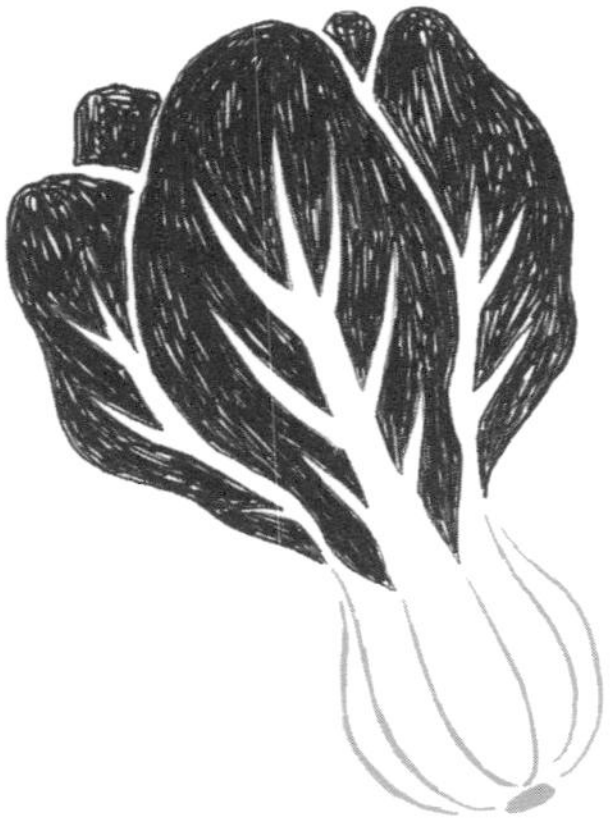

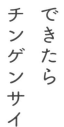

ニキビができたらチンゲンサイ

通年で売られているチンゲンサイですが、旬はこの時季。チンゲンサイは、体の余分な熱を冷まし、血の巡りを良くするので、肌荒れや吹き出ものの解消に役立ちます。胃腸の働きも整えるので、便秘が気になる人にもおすすめです。

チンゲンサイの薬膳スープ（2人分）

❶チンゲンサイ1株は食べやすい大きさに切る。長ねぎ1/3本は斜め切り、しょうが薄切り2枚はせん切りする。

❷鍋に水400㎖と鶏がらスープの素小さじ1、①をすべて入れ、具材が柔らかくなるまで加熱する。しょうゆ少々で味を調え、白炒りごま少々をふる。

辛味がポイント。肺に元気を補う長ねぎをスープで

東洋医学では、秋は肺の働きが乱れやすい季節と考えます。肺の元気がなくなると全身のエネルギーが足りなくなり、息切れしやすくなったり、かぜをひきやすくなったりします。

肺を補うには、長ねぎ、大根、辛子、しょうがといった辛味の食材を取り入れましょう。

おすすめは、長ねぎだけを具にしたシンプルな薬膳スープ。つくり方も簡単です。鶏がらのスープに4〜5センチ長さに切った長ねぎを入れ、長ねぎがくたくたになるまで煮るだけ。最後に塩、こしょうで味を調えます。

寒気がしたら胃腸を温める鮭を料理に取り入れて

ゾクゾクするような寒気を感じたら、鮭を食べましょう。鮭は気の巡りを良くし、血を補う食材です。特に胃腸を温めて、働きを整えるので、寒さでおなかや手足が痛いほどの冷たさを感じるときに効果が期待できます。疲れで体力を消耗している場合にも有用です。

鮭は、焼き魚、かす汁、お粥、石狩鍋など、どんな食べ方でもOK。コンビニでおにぎりを買うときも、鮭を選ぶといいでしょう。

養生メモ

春より秋の方が抜け毛が多いって知ってますか？ 一時的なものなので心配ありませんが、気になるなら頭のてっぺんにある「百会」のツボを押して。頭皮の血流がスムーズになります。

寒のかぜはしょうが、熱のかぜはりんごで対策

東洋医学では、かぜは邪気である「風邪《ふうじゃ》」が、「寒」「熱」「湿」「燥」など他の邪気と結びついて体に侵入することで起こると考えます。かぜを治すには、邪気のタイプ別に対策することが大切です。

ぞくぞくする悪寒、関節の痛み、透明な鼻水などの症状が出る「寒」のかぜは、体を温めて汗をかいて邪気を取り払います。しょうが湯やたまご酒がおすすめです。

高熱、のどの腫れや痛み、粘りのある鼻水などの症状が出る「熱」のかぜは、体の余分な熱を冷まして対策。すりおろしりんご、梨、柿などが助けになります。

胃のムカつき、下痢、食欲不振などの症状が出る「湿」のかぜは、おなかを温め、胃をケアすることが大切。シソやしょうがを使った料理を食べるといいでしょう。

ひどい咳が出る「燥」のかぜは、肺を潤すようにします。梨、白キクラゲ、はちみつ、豆腐、白菜などを摂るようにしてください。

体に元気を与え 胸苦しさも解消。白米は万能

日本人の主食であるうるち米は、甘味、平性で、気血水を生み出す脾を補い、体に元気を与えてくれます。胃腸の調子を整えるので、食欲不振、胃もたれ、消化不良の下痢などにも効果を発揮します。さらに、のどの渇きや胸苦しさを抑える効果も。さまざまな効果をもつ優れた食材なのです。

玄米も同様の働きをしますが、消化しづらいので、胃腸が弱い人は白米を食べましょう。

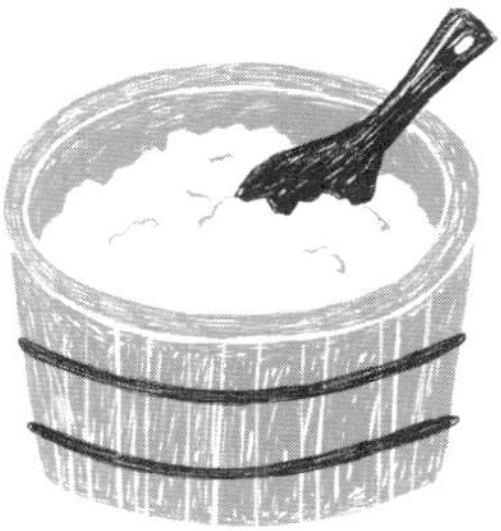

体が弱ったら 形の似た食べ物を

東洋医学では「以《い》形《けい》補《ほ》形《けい》」といい、体が弱ったら、弱っている部分と似た形の食べ物を摂ると良いとされています。

たとえば、気管支が弱っているなら、気管支と形が似たれんこんを食べると良いなどです。

年末に向けて忙しい日々を過ごしている人は、生命力の源である腎を消耗している場合も。腎に形の似た黒豆などの豆類を積極的に食べるといいでしょう。

養生メモ

ため息をつくと幸せが逃げる？　いえ、東洋医学では不安や不満、イライラが溜まった「気滞」状態をリセットできる、体にいい動作といわれています。「はぁ〜っ」と存分に吐き出して。

肌のくすみに気づいたらやまいもで気を補充

レシピ▶P142

空気が乾燥すると、肌も水分を失いがちです。特に肌にハリがない、顔全体がくすんでいる、頬や目の下にたるみを発見したといったときは、気が不足している可能性があります。そんなときは気を養う働きのある、やまいも、豆腐、穀類、きのこ類、牛肉などを食べましょう。

やまいもはとろろにすることが多いですが、大きめに切って焼いたり、煮たりするとホクホクした食感を味わえ、気を補うこともできます。

顔がむくんで気になるなら小豆茶でデトックス

飲んだ翌朝、顔がむくんでパンパン……出かけたくないですね。そんなときは、むくみに効くといわれる小豆に頼りましょう。煎じて小豆茶をつくって飲めば、顔のむくみもすっきり！

小豆は甘味・酸味、平性の食材で、代謝を促進し、老廃物を排出するデトックス効果があるといわれます。温かいお茶にして飲むと、リラックス効果も大。

小豆茶（つくりやすい分量）

❶小豆200gを水洗いし水分を拭き取る。
❷フライパンで約10分、焦がさないように炒る。
❸鍋に水1ℓと②を入れて中火にかけ、沸騰したら弱火にして約15分煮る。

便秘はこんにゃくですっきり解消

こんにゃくの原料のこんにゃくいもは11月から1月が収穫期。こんにゃくは、昔から「体の砂下ろし」(体内の老廃物を排出する)といわれてきたように、体の熱を冷まし、体に害を与えるものを排除する働きがあります。そのため、腫れ、むくみ、赤ら顔などに効果があります。

気血を巡らせる作用もあり、消化不良も解消。乾燥による便秘にも効果が期待できます。

ただ、体を冷ます作用があるので、下痢しがちな人や冷え症の人は控えめに。

焼き梅干しはひき始めのかぜに効果てきめん

ゾクゾクと寒気がしたら、焼き梅干しを1粒食べましょう。梅干しは酸味で、解毒作用のほか、汗のかき過ぎや便秘を抑える効果が期待できます。代謝を促進する働きもあり、疲労回復、老化防止などの効果も期待できる優秀な食材なのです。

梅干しを焼くと血の巡りや代謝を良くする働きがアップ。緑茶やほうじ茶に焼き梅干しを入れて飲むと発汗が促され、熱を下げる助けになります。ひき始めのかぜには効果てきめんです。

養生メモ

人には他人の感情に同調する傾向が。気持ちが低迷してつらくなってしまったら、災害や事件などの悲惨なニュースは見ないで。一時的に情報を遮断し、心の健康を守ることも大切です。

老化対策は黒ごま、便秘対策は白ごま

ごはんやおかずにふりかけたり、スイーツに使ったりと用途が広いごま。黒ごまも白ごまも甘味、平性の食材ですが、効能は少し違います。

黒ごまは、肝と腎を養って機能を高めるため、血を補い、髪のパサつき、白髪などの老化症状を抑える効果があります。

白ごまは、肺と脾を潤す働きがあり、肌の乾燥や便秘が気になる人におすすめです。

ただし、どちらも摂り過ぎるとおなかがゆるくなることがあるので注意してください。

ホットミルクで肌の潤いが改善。元気もアップ

肌荒れが気になったら、体を潤す作用のある牛乳を飲みましょう。気を補う働きもあるので、顔色が悪いときや、元気が足りないときにも助けになります。

ホットで飲むと、おなかが温まり癒やし効果も。黒糖で甘みをつけると、胃腸を温め、血の巡りを良くする働きが高まります。牛乳が苦手な人は豆乳を。豆乳も高い潤い効果があります。

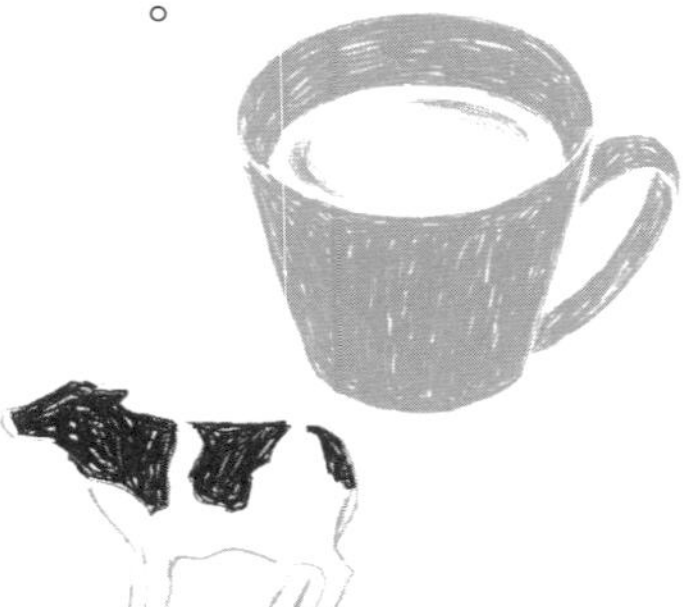

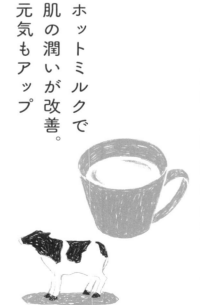

Winter

5章

冬

自然界が寒さで動きを停止する時季。
人も熱を守ろうと体を閉じます。
冬場にスタミナを蓄えれば、
春にしっかり活動を開始できます。

冬という季節

万物が活動を停止し、エネルギーを蓄える季節です。
中国最古の医学書『黄帝内経』には、
「冬の3か月を閉蔵《へいぞう》という」と記されています。
閉蔵とは、蔵を閉める、閉じ込めるという意味。
寒い冬を乗り切るため、蔵を閉めるように、
いろいろなものを体の中に温存しながら
過ごすということを表します。
自然界では、草木は枯れ、動物は冬眠して体を休めます。
人間も同じように活動を控え、栄養を蓄える時季です。
これに背くと、冬に関係の深い腎がダメージを受けます。
そして、翌春に影響を及ぼしてしまいます。
無理をせず、体をしっかり守りながら過ごしましょう。

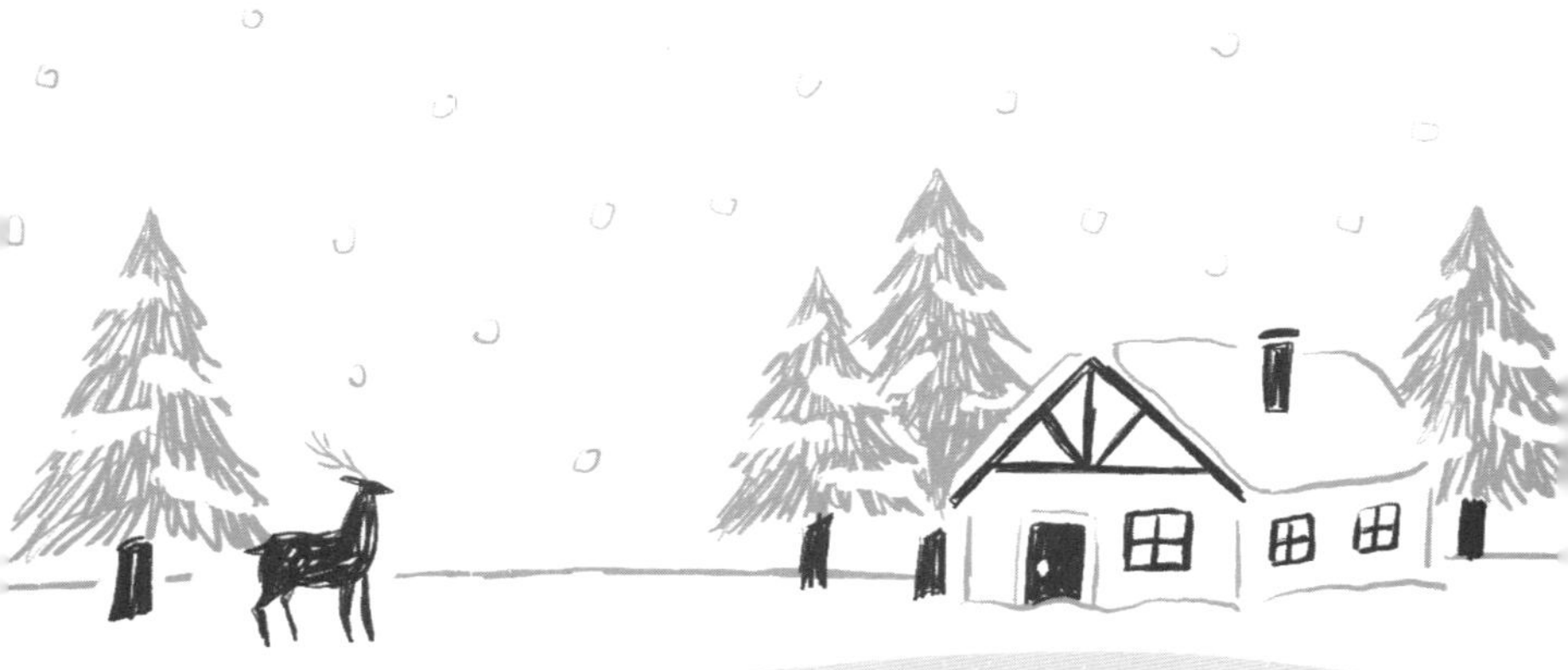

冬の食養生3つのポイント

1 体を温めて「寒邪《かんじゃ》」をガード

冬は、寒さによる邪気「寒邪」が体に入りやすくなります。寒邪が入ると、かぜ、冷え症、首・肩のこり、手足のしびれなどを引き起こします。体を温める食品を積極的に摂って、体を冷やさないように心がけましょう。

おすすめ食材（体を温める食材）

シナモン、唐辛子、ニラ、らっきょう、エビ、クルミ、羊肉、鹿肉など

2 潤いを補って乾燥を防ぐ

秋よりもさらに乾燥が進む冬。寒さとともに乾燥にも注意が必要です。乾燥は、粘膜や皮膚に大きなダメージを与え、鼻やのど、肌、髪の毛もカサカサに。冷えと乾燥は老化を進める原因にもなるので、体に潤いを補って防ぎましょう。

おすすめ食材（体に潤いを補う食材）

白キクラゲ、豆腐、豆乳、はちみつ、白ごま、れんこん、ゆり根、梨、たまご、ヨーグルトなど

3 毎日こつこつ「腎」を補う

寒さで腎が弱ると、耳鳴りやめまい、抜け毛・白髪の増加、足腰のだるさ、腰痛、頻尿などの症状が出てきます。腎の衰弱も老化の要因のひとつなのです。腎を補う食材を摂って腎をいたわりましょう。毎日こつこつ補っていくことが大切です。

おすすめ食材（腎を補う食材）

黒ごま、牡蠣、黒豆、黒米、キャベツ、ブロッコリー、黒キクラゲ、鶏肉、豚肉、やまいも、クコの実、クルミなど

12月

一年で一番夜が長く「陰」の気が極まる時季。多忙な師走ですが、ストレスを溜めず、寒さから身を守るよう心がけ、活力を保ちます

食べ過ぎたら白菜で胃もたれ解消

忘年会、食事会が重なる年末。ついつい食べ過ぎて胃もたれが続いたら、白菜を意識的に食べるようにしましょう。「百菜不如白菜」(たくさんの野菜があっても、白菜に勝る野菜はない)という言葉があるように、おいしくて栄養価の高い、冬野菜の王様です。

薬膳では甘味、平性の食材で、胃腸の働きを高め、便通を改善。消化を助けるため、飲酒による口の渇きや食べ過ぎたあとの胸のムカつきなどを解消するのにおすすめです。水分代謝も高めるので、むくみを軽減する作用も期待できます。

さらに白菜には体にこもった余分な熱を冷ます役割があり、気持ちの乱れを整える働きも。忙しくてイライラするときは、白菜を食べて落ち着きを取り戻しましょう。

たっぷり摂るのに最適なのが、やはり鍋。おすすめは疲労回復パワーのある豚肉と一緒に食べるメニューです。湯を沸かした鍋に白菜と豚肉を同量程度入れ、柔らかくなるまで煮たらぽん酢しょうゆで食べます。簡単につくれて、毎日食べても飽きないおいしさです。

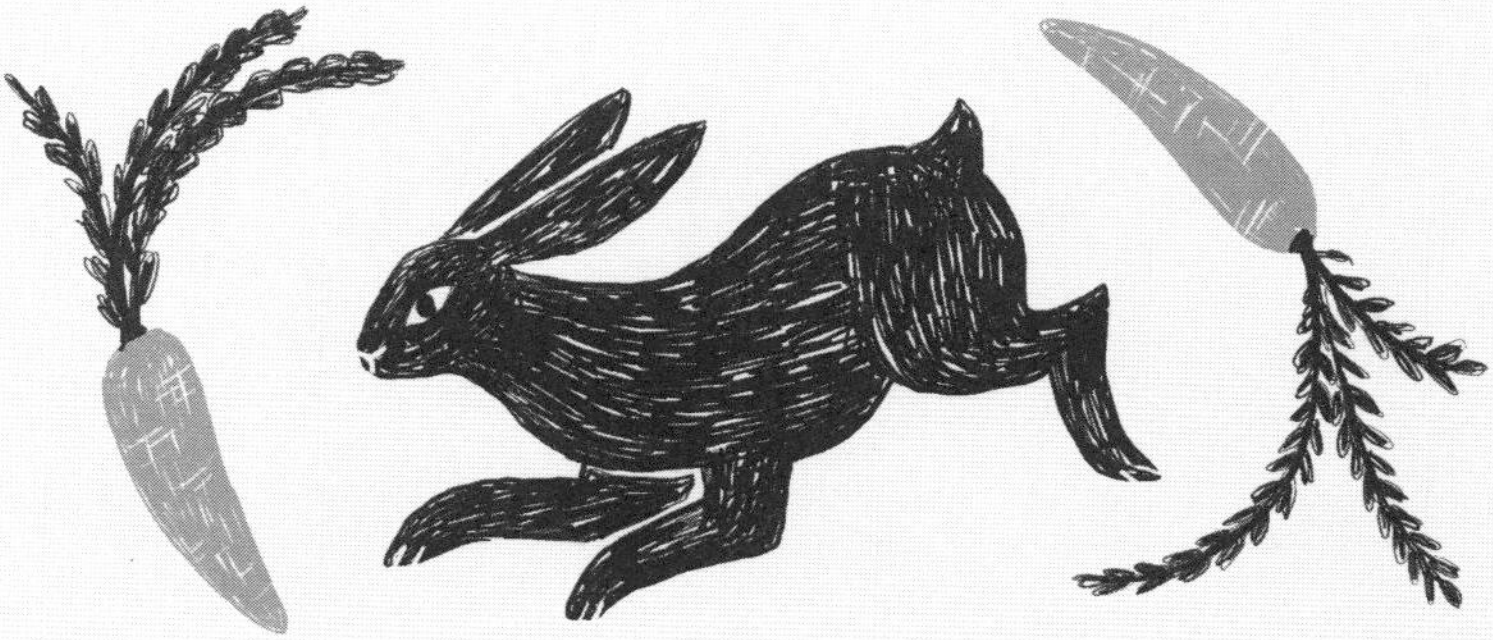

目のしょぼしょぼにはにんじんを

パソコンやスマホで目を酷使している現代人にとって、にんじんは必須食材です。薬膳では甘味・辛味、平性で、血を養う食材とされます。貧血予防、冷えや胃腸の不調に有効ですが、特に目に良いと昔からいわれています。胃に優しいポタージュスープにしてたっぷり食べましょう。

にんじんのポタージュスープ（2人分）

❶にんじん大1本と玉ねぎ1/4個は薄切りする。
❷鍋にバター大さじ1を入れて加熱し、①を加えしんなりするまで炒める。
❸水200㎖、コンソメキューブ1個を加え、具材が柔らかくなるまで10〜15分煮て火を止める。
❹③をブレンダーまたはミキサーにかけ、なめらかにする。鍋に戻し入れ、牛乳200㎖を加えて温め、塩少々で味を調える。生クリーム大さじ1を回し入れる。

養生メモ　「天寒、暖身、先暖心」（寒いときはまず心から温める）という言葉があります。心の安定には1人になる時間も大切。1日15分、1人の時間を確保するとストレスが軽減されます。

便通の調子が悪いときは潤す働きのある小松菜

腸や肌を潤す作用のある小松菜。肺の働きを高めるので、のどの腫れや咳などに有用です。のどが痛むときには積極的に食べましょう。気持ちを静める作用もあるため、気分が不安定でくよくよしがちなときにも効果的です。腸を潤す作用で、コロコロ便や乾燥による便秘の解消も期待できます。

油と一緒に食べると吸収が良くなるので、炒め物に使うのがおすすめです。

冬のエイジングケアは黒い色の食べ物を

生命のエネルギーが枯れる冬は老化が進みやすいので要注意。冬に関係の深い腎をしっかり養うと、アンチエイジングにつながります。黒豆や黒ごまなど黒い食材を積極的に摂りましょう。体を冷やさないよう心がけ、睡眠をしっかりとることも大切です。

腰痛、膝痛、白髪、脱毛、頻尿、耳鳴りなどの軽減にも効果が期待できます。

おすすめの黒い食材

- □ 黒豆
- □ ごぼう
- □ 桑の実
- □ 黒米
- □ 黒ごま
- □ 干ししいたけ
- □ 黒キクラゲ
- □ 牡蠣

万能キャベツは食べる薬

野菜不足を痛感しながらもあれこれ料理する暇がない……そんなときは、肉厚の冬キャベツでキャベツ炒めをつくってもりもり食べれば問題解決！ 加熱すると繊維質が柔らかくなり、消化しやすくなるという利点もあります。

キャベツは甘味、平性の食材で、腎を補うため、エイジングケアに効果的。さらに骨を強くし、胃腸を元気にするなどたくさんの働きがあり、「食べる薬」と呼ばれるほどです。

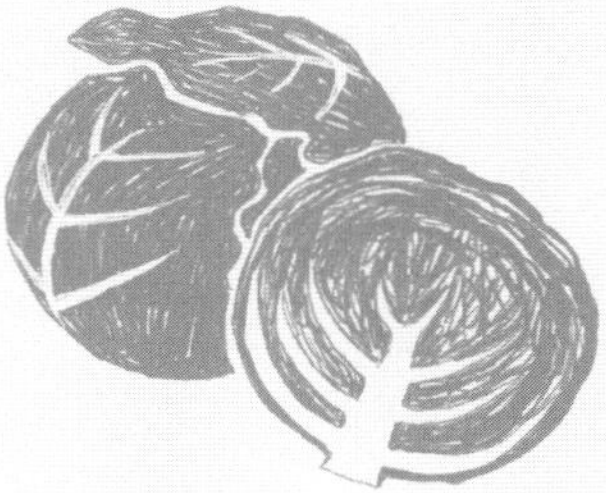

かつおぶしは腸を健康にする発酵食品

発酵食品が体に良いことはわかっているけれど、鍋でみそ汁をつくる時間もなかなか取れなくて……という人も少なくないはず。かつおぶしも立派な発酵食品です。お椀にたっぷりめに入れてお湯を注ぎ、みそを溶いた簡単みそ汁をつくりましょう。かつおぶしとみそ、ダブルの発酵食品が腸内環境を整えてくれます。ねぎや豆腐など加熱しなくても食べられる具材を加えれば、さらにおいしくできます。

養生メモ　防寒下着は、化学繊維製より綿100％などの天然素材を。体を守るバリアを東洋医学では「衛気」といいますが、化学繊維は肌の乾燥を招き、「衛気」を損なうことがあるからです。

のどの痛みは大根飴ですっきり爽快に

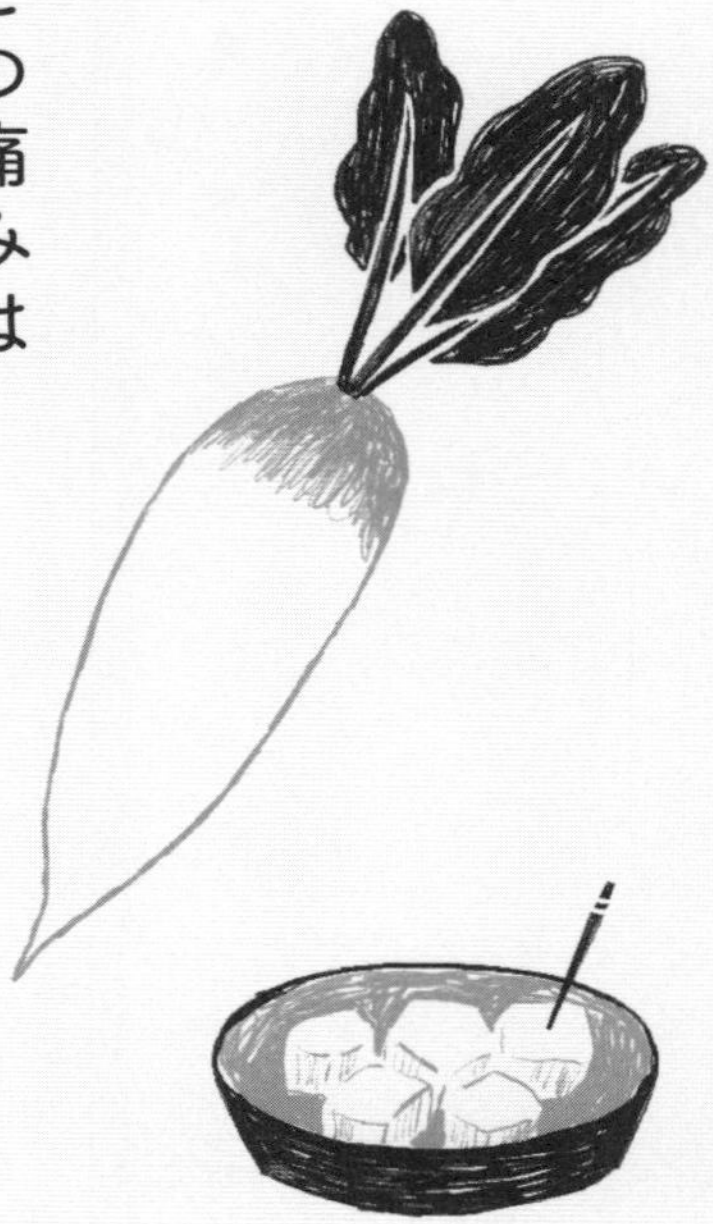

のどの痛みには、大根とはちみつでつくる大根飴がおすすめです。つくり方は簡単。1センチ角に切った適量の大根を清潔な密閉容器に入れ、はちみつをひたひたに注いで一晩おくだけ。大根から水分が出てきたらでき上がりです。はちみつを適量のお湯で割って飲み、大根もそのまま食べます。

のどの炎症を鎮める作用をもつ大根と、痛みを緩和し、呼吸を楽にするはちみつの相乗効果で乾燥を防ぎ、のどからくるかぜをひき始めで防御してくれます。

大根飴は、冷蔵庫に入れ、2～3日で食べきりましょう。長引く咳にも有用ですよ。

たっぷりの水菜でのぼせをクールダウン

暖房やこたつでのぼせてしまったときは水菜を食べましょう。水菜は辛味・甘味、涼性の食材で、体の余分な熱を冷まし、体を潤す働きをもちます。更年期症状でのぼせやすくなっている人にも効果が期待できます。

体内のこもった熱を冷ますので、かぜで熱っぽいときに食べるのもおすすめ。コロコロ便などの便秘を改善する効果もあります。

おすすめは水菜と豚肉だけのシンプルな鍋。水菜を煮るとくたっとするので、たくさん食べることができます。

疲れたら牡蠣を食べてゆっくり休む

レシピ▶P149

年末の忙しさで疲れが溜まってイライラしてしまうようなときは、旬の牡蠣を食べましょう。牡蠣は甘味・鹹味、平性の食材で、血を補い、精神を安定させる作用があります。滋養強壮の働きもあるため慢性的な疲労も軽減します。

牡蠣とほうれんそうのクリーム煮など、温かい料理にすれば癒やし効果もアップ。牡蠣には睡眠の質を高める働きもあるので、食べたらよく寝てしっかり体を休めるといいでしょう。

養生メモ

東洋医学では冬は「早臥晩起、必待日光」といい、早く眠り、少し遅く起きることをすすめています。日付が変わる前に寝て、太陽が出てから起きるとエネルギーが蓄えられます。

体を温める郷土料理いとこ煮でほっこり

レシピ▶P151

小豆とかぼちゃを煮たいとこ煮は、体を温めるのにぴったりの料理。冬至に食べるとかぜをひかないといわれています。

かぼちゃは体を温める食材で、胃腸の消化吸収を促し、免疫力を上げる働きがあります。なんとなくだるいといった疲れにも効果的。小豆は余分な水分を排出し、むくみを取るのに良いとされます。ほくほくとした甘味にもほっこり癒やされますよね。いとこ煮以外にも、かぼちゃと小豆を使ったお汁粉などもおすすめです。

冬至は一年で一番夜が長く、日差しも弱いのですが、これを境に日が長くなり、日差しも徐々に強くなるので、上昇運に転じる日とされています。冬至には小豆を入れた冬至粥を食べて厄払いをする習わしもあります。邪気を払う赤い色をした小豆を入れて、無病息災を願うのです。小豆には余分な水分を出す作用があるので、厄払いにぴったりな食材といえます。

冬至に小豆粥を食べて厄除け

冬至粥（4人分）

❶鍋に洗った米180mℓと小豆50g、水1100mℓを入れ、20分浸けてから炊く。沸騰直前に混ぜて弱火にし、ふたをずらす。
❷ときどき混ぜながら30分炊き、火を止める。塩小さじ1を加え、少し混ぜてから20分蒸らす。

冬至には「ん」のつく食べ物で運気アップ

冬至には無病息災や厄払いなどを願い、いとこ煮や冬至粥などを食べる風習があります。単なるゲン担ぎのように思えますが、寒い季節を乗り切るための古くからの食養生といえます。

そのなかに「運盛り」というのもあります。これは、だいこん、こんぶなど「ん」のつくものを食べると運気が上がるというもの。なかでも、なんきん（かぼちゃ）、れんこん、にんじん、ぎんなん、きんかん、かんてん、うどん（うんどん）は「ん」が2つつくため、より大きい運気を得られる「冬至の七種」と呼ばれるようです。

北関東などでは、こんにゃくも冬至に食べると良いとされます。こんにゃくは血をサラサラにして巡りを良くする作用があります。

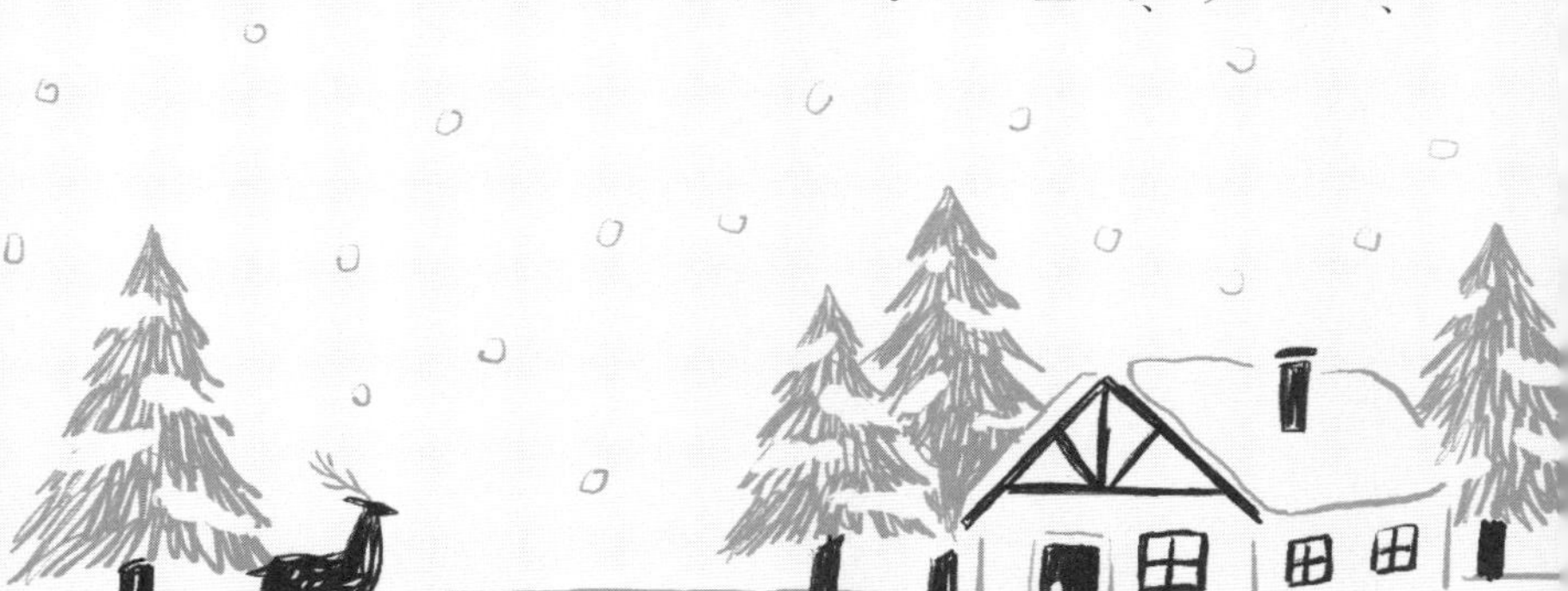

養生メモ

疲れが溜まったら、土踏まずの上、足指を曲げるとちょうどくぼむところのツボ「湧泉」を押して。名前通り、気力が泉のように湧き出ます。青竹やゴルフボールを使って押しても。

1月

年が明け、本格的に寒くなる時季。冷気が体内に入るとかぜや胃腸の不調を引き起こします。陽気を補い、滋養強壮につながるものを食べましょう

餅には大根おろし。食べ物の消化を助けます

正月に食べると縁起がいいとされている餅は、元気が出て、疲労回復には最強の食材です。腹もちがいいのでエネルギーをチャージするにはもってこい。

ただ、腹もちがいいということはその分、消化に時間がかかり胃腸に負担をかけるということでもあります。正月のご馳走で胃もたれしたり、食欲がないというときは控えた方がいいでしょう。

餅の消化を助けてくれる、おいしい味方が大根です。焼き餅に大根おろしをからめて食べる「からみ餅」は、最高の組み合わせ。餅を焼いて、たっぷりの大根おろしをからめたら、しょうゆをかけ、小口切りした青ねぎをあしらって。ピリッとした辛味でさっぱりと食べられます。

胃腸を休める七草粥で食べ過ぎをリセット

1月7日に七草粥を食べるというのは、中国から伝わった風習です。「せり、なずな、ごぎょう、はこべら、ほとけのざ、すずな、すずしろ、春の七草」と暗記している人も多いでしょう。すずなはかぶ、すずしろは大根のことで、それぞれ葉をいただき、春に芽が出るものを食べて一年の幸福を祈願するという縁起物でもあります。

七草は胃腸の働きを高め、滞った水分代謝を改善し、むくみを解消します。年末年始の暴飲暴食で疲れた胃腸を休め、デトックス効果も発揮します。七草を、消化に優しくおなかを温めるお粥に混ぜる食べ方は、東洋医学的にも理にかなっているのです。

スーパーなどでセットで売られているので手軽にそろえられます。ゆでて食べやすく切り、お粥に加えてみてください。

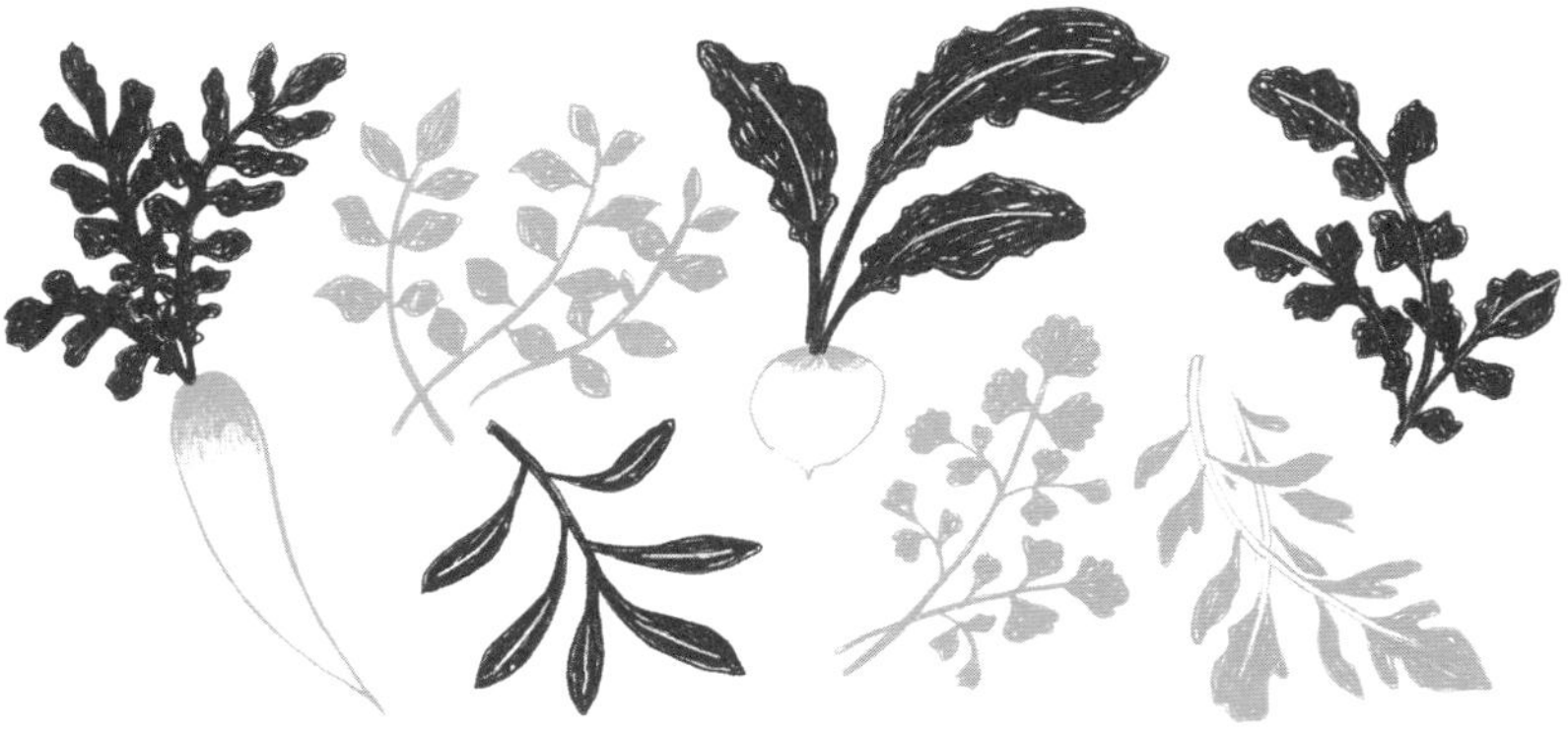

養生メモ

七草粥をつくるのが面倒な人！ 1月7日にその年最初の爪切りをすると邪気が払える「七草爪」という風習があります。七草のゆで汁を指につけて切るのが、本来の方法だそうです。

乾燥して肌がカサついたらゆり根でしっとり

空気が乾燥すると肌も乾燥するので、体のあちこちがかゆくなることも。そんなときはゆり根を食べて潤いを補いましょう。

おせち料理でもなじみの深いゆり根は、甘味・微苦味、平性の食材。乾いた咳、不眠、動《どう》悸《き》などにも有用で、ザワザワ不安、精神的不安定などメンタルの不調の軽減にもおすすめです。

煮物に加えたり、茶碗蒸しに入れたり、たまごでとじたりするなど温かい料理に使うと、ほくほくおいしく食べられます。

年末年始に暴飲暴食をすると「痰湿」（体にとって余分な水分や汚れ）が溜まってしまいます。この痰湿を解消するのに効果的なのは、みそや漬物、納豆、しょうゆなど昔ながらの日本の発酵食品。発酵食品には腸内環境の改善やデトックス効果が期待できるものが多いのです。

発酵食品を摂るには、ごはんとみそ汁、漬物、納豆といったシンプルな和食がおすすめです。暴飲暴食が続いたなと思ったら、和食で痰湿を取り去り、体をすっきりリセットしましょう。

体が重いときは簡素な和食で体内リセット

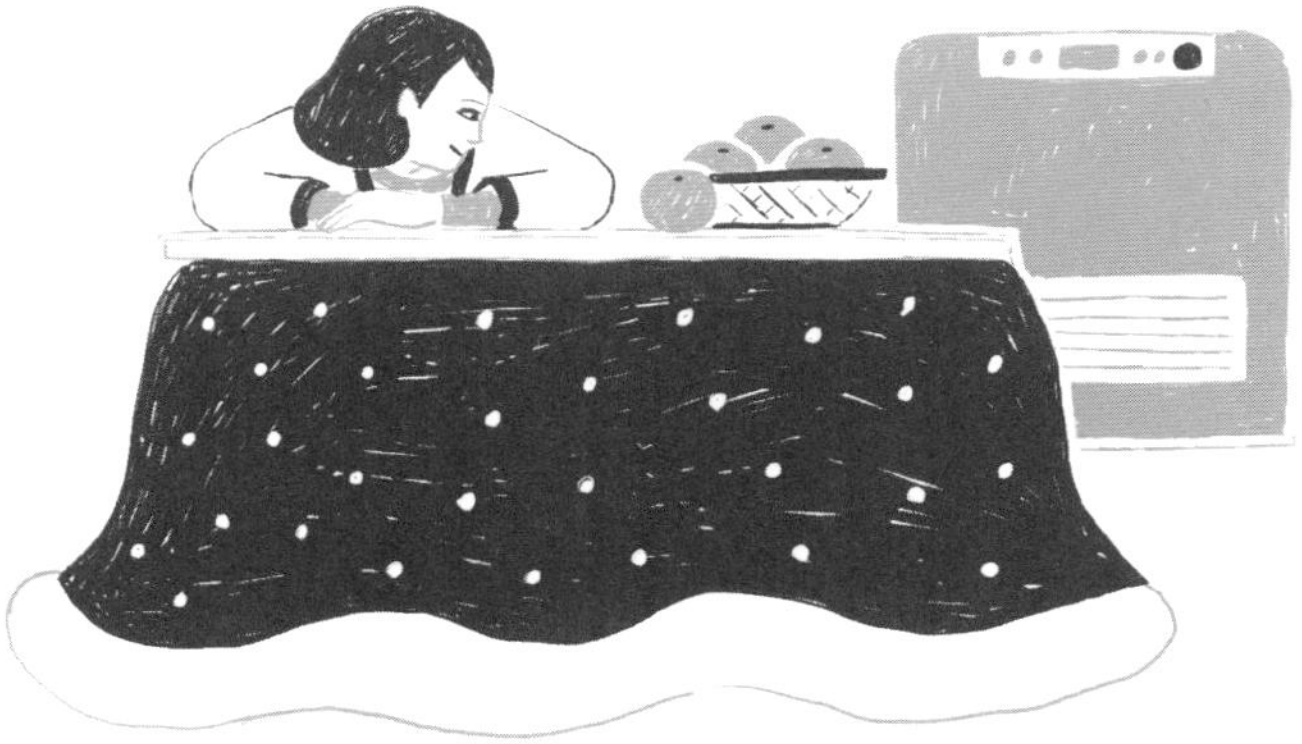

ストレス性の頭痛には加熱したみかん

年末年始のイベントの人疲れで起きた頭痛や肩こりは、加熱したみかんで解消しましょう。甘味・酸味、涼性のみかんは気の巡りを良くし、ストレス性の頭痛や肩こりを軽減。焼いたり、蒸したりして火を通すと効果が高まります。

焼きみかん＆蒸しみかん
（つくりやすい分量）

みかん数個はよく洗って水気を拭く。

●焼きみかん➡トースターに入れ、約10分、皮に焼き目がつくぐらいまで焼く。

●蒸しみかん➡皮に数センチの切り目を入れ電子レンジ(600W)で約30秒加熱する。蒸し器を使って加熱してもよい。

養生メモ

「笑一笑十年少、愁一愁白頭了」(笑って暮らせば10年若返り、愁いて暮らせば白髪になる)。今年も笑顔で過ごしましょう。口角を上げるだけでも、笑うのと同じ効果があるそうですよ。

受験勉強にはクルミ。頭がフル回転します

勉強中のブレイクタイムにはクルミが有効です。東洋医学には「以形補形」(▼P99)という考え方がありますが、クルミは形が人間の脳に似ているため、脳の働きが良くなるとされている食材なのです。

クルミは昔から「長寿果」といわれ、老化を遅らせ、認知症を予防する働きもあるといわれています。受験勉強中の子どもや若者をはじめ年配者まで、幅広い世代の頭の回転のために常備しておきたい食材です。

咳止めには豆乳＋クコの実を

かぜをひいて咳が出るようならクコの実入りのホットソイミルクを飲みましょう。豆乳は甘味、平性の食材で、咳を鎮め、痰を取る働きがあります。クコの実は肺を潤し、咳による体力の消耗を軽減する効果も。さらに胃腸を温めて痰を取るしょうがと、肺を潤し、乾燥による咳を鎮めるはちみつを加えると、効果もアップし、飲みやすい味わいになりますよ。

クコの実のソイミルク

鍋に豆乳200㎖、おろししょうが小さじ1、クコの実10粒を入れて火にかける。沸騰直前で火を止め、はちみつ大さじ1を加えて溶かす。

痰がからむ咳にはさといも

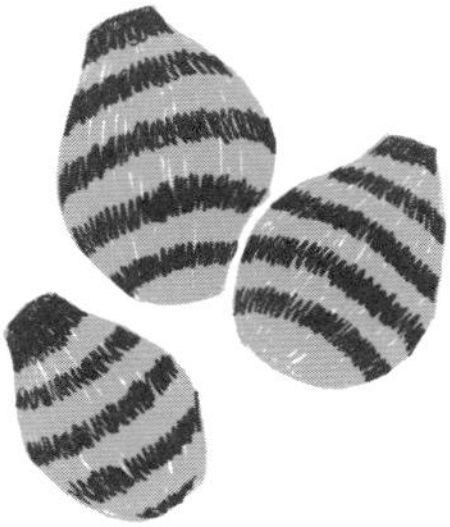

痰がからむ咳が続くなら、さといもを食べると楽になります。さといもは甘味・辛味、平性の食材で、ねっとりとした粘りがのどに優しく、ぜいぜいするのを和らげてくれます。さらに胃腸を元気にし、デトックスの働きも。

おせち料理の煮物はもちろん、筑前煮、煮っころがしや豚汁など、冬に食べたくなるおいしい食材。気持ちを落ち着かせる効果もあり、食べるとほっこりします。

レシピ▶P147

浅い眠りを改善する真冬のほうれんそう

血を補うほうれんそうにはイライラや不安な気持ちを軽減する働きがあり、心が落ち着くことで睡眠の質が高まります。甘味、涼性のほうれんそうには体を潤す作用もあり、乾燥肌や慢性的な便秘などにも有用です。

最近はスーパーなどに一年中並んでいますが本来の旬は冬。寒い時季は甘味が増し、栄養価も高くなります。バター炒めにしたり、シチューや鍋に入れたりしてたっぷり食べましょう。

養生メモ　正月太り対策には曲げた膝の内側指3本分上のツボ「血海」を押してみて。血流に働きかけ、脂肪や老廃物の排出を促進。余分な脂肪が定着する前に、きっちり流しておきましょう。

気分が沈んだらたまご料理。金運もアップ

厳寒期は気分も沈みがち。特に1月20日頃の大寒から立春（2月4日頃）までは一年でもっとも寒さが厳しく、心まで縮こまってしまいやすいです。

そんなとき、たまごを食べると不思議と気分がアップします。たまごは血を補い、心を養うとされ、滋養強壮や心を安定させる働きがあります。また、睡眠の質を高める効果も期待できます。

なかでも大寒の初日に産まれた「大寒たまご」は格別です。寒さに耐えて産まれたたまごは、生命力が強く、滋養に富むとされ、昔から縁起物として食べられてきました。ちなみに、黄身が濃い黄色のため、金運アップにもご利益があるといわれています。

目玉焼き、たまご焼き、たまごスープなど、金色に輝く黄身を存分に感じられる料理を朝食に取り入れ、気分を上げて1日をスタートしましょう。

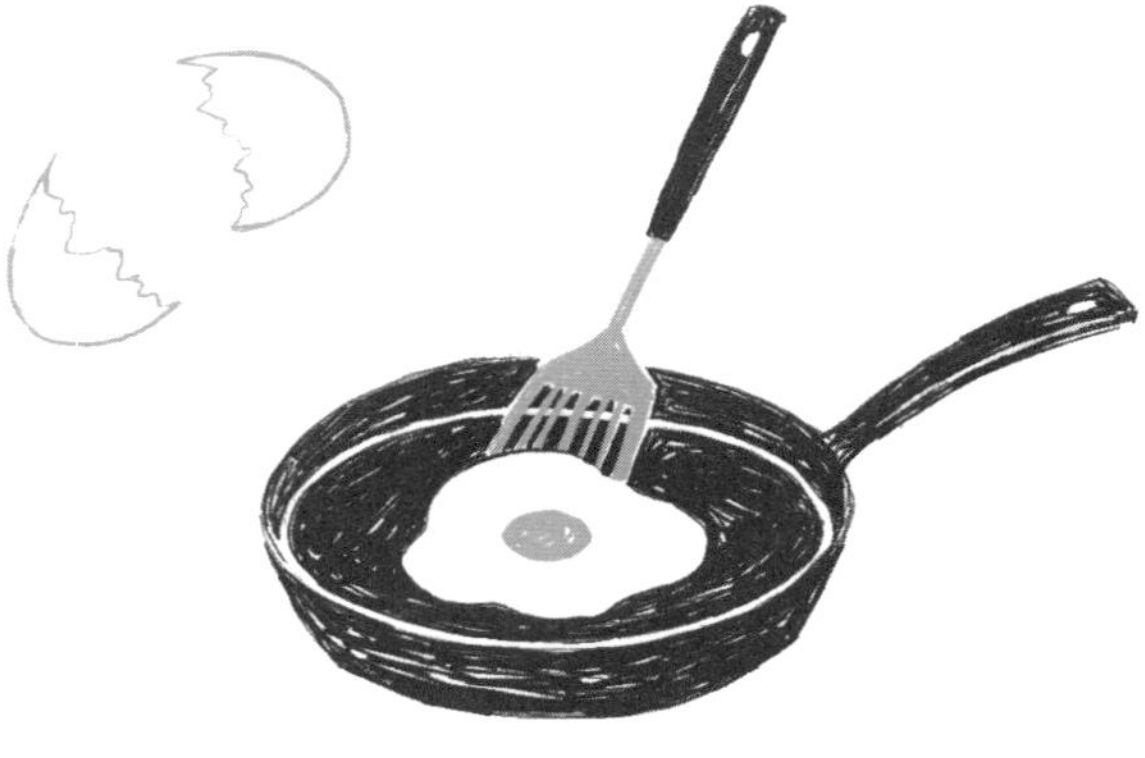

「のどが詰まった感じ」は柑橘と香草ですっきり

東洋医学では「のどに何かが詰まった感じ」を「梅核気《ばいかくき》」と呼びます。多くはストレスが原因なので、適度に体を動かして気を発散させると不調が軽減します。体の側面を伸ばしたり、側頭部を揉んだりして気の巡りを良くすると効果的です。みかん、グレープフルーツなどの柑橘類、パセリ、クレソンなどの香草類も有用で、爽やかな酸味や香りがストレスを緩和します。

冬にもある土用。「ひ」のつくものを食べて

夏が有名ですが、じつは土用は年に4回あり、季節の変わり目に当たることから、昔から特に体調管理に気をつける期間とされてきました。

冬の土用は、立春前の18日間。夏の丑《うし》の日の「う」なぎのように、冬の未《ひつじ》の日に「ひ」のつく食べ物を摂ると良いといわれ、ひじき、ひらめ、干物などを食べます。

また、赤パプリカ、トマト、ナツメ、鮭、りんご、いちご、梅干し、小豆など赤い色の食べ物も良いとされています。

養生メモ 朝起きたら深呼吸しましょう。自然界の精気を体に取り込み、体内の濁気を出すことで新陳代謝が高まります。朝は空気がきれいなので、より効果的です。

2月

冷えから身を守り、エネルギーを蓄えましょう。厳寒期ですが暦の上ではもう春。芽吹きのときに備え、体内環境を整えることが大切です

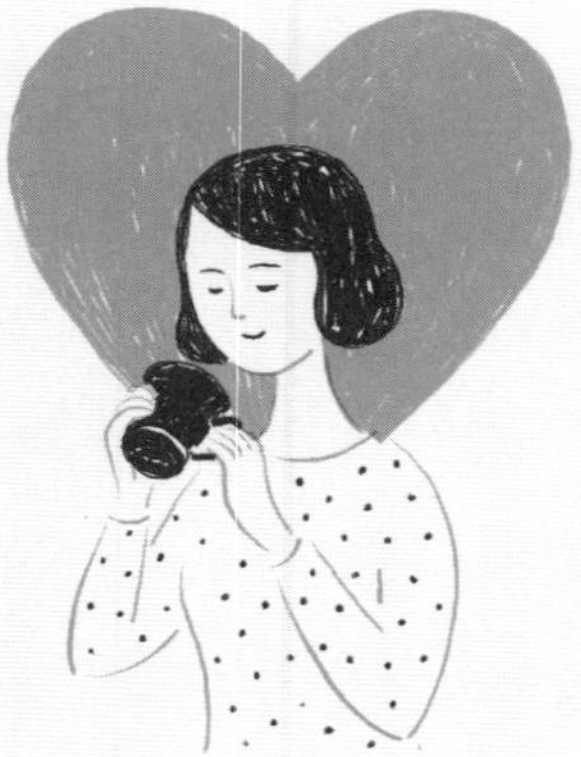

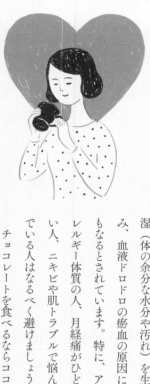

バレンタインデーはチョコレートよりもココア

2月はバレンタインデーがありチョコレートを食べる機会が増えますが、食べ過ぎには注意。チョコレートには油脂や砂糖がたっぷり含まれていて、東洋医学では痰湿（体の余分な水分や汚れ）を生み、血液ドロドロの瘀血の原因にもなるとされています。特に、アレルギー体質の人、月経痛がひどい人、ニキビや肌トラブルで悩んでいる人はなるべく避けましょう。

チョコレートを食べるならココアを飲む方がおすすめ。ココアは、鉄分、亜鉛などのミネラルや食物繊維、カカオポリフェノールがたっぷり含まれる栄養食品。腸内環境を整え、気分を安定させる効果もあるので、心がぞわぞわしたり、不眠気味だったりする人はココアを飲んで休憩しましょう。あらかじめ砂糖やミルクが入っている調整ココアではなく、甘さを調節できる純ココアパウダーを使えばカロリーも抑えられます。

冬の不調全般にみそ汁を。最強の栄養食です！

真冬を健やかに過ごしたい人は、毎朝みそ汁を飲みましょう！ みそは甘味・鹹味、温性の食材。「温中」「解毒」「降気」という作用があり、思っている以上に冷えている胃腸を深部から温め、デトックスして腸内環境を整える最強の発酵食品なのです。また、メラトニンの分泌を促して眠りを深め、感情の波も静めてくれます。みそに旬の具材を加えたみそ汁は、最強の栄養食。インスタントでも効果を期待できます。

みそ汁の具で
不快な症状が軽減！

＊大根＋油揚げ→**胃もたれ、食欲不振、便通改善、胃腸の不調、デトックスなど**
＊わかめ＋豆腐＋ねぎ→**むくみ、乾燥、ほてり、更年期障害、かぜなど**
＊しじみ＋三つ葉→**むくみ、デトックス、二日酔い、肌トラブルなど**
＊かぼちゃ＋いんげん→**疲れ、胃腸の不調、むくみ、寒暖差・低気圧の不調、下痢など**
＊じゃがいも＋玉ねぎ→**疲れ、くすみ、シミ、目の下のクマ、たるみ、頭痛、冷え症など**
＊鮭＋しめじ→**疲れ、胃腸の不調など**
＊豚汁＋しょうが→**アンチエイジング、疲れ、立ちくらみ、肌の乾燥、冷え症、吐き気など**

養生メモ　人をなぐさめるときは背中をさすってあげて。背中は感情の高ぶりの影響を受けやすい場所なので、なでるとストレスホルモンが低下して情緒が安定し、落ち着きが取り戻せます。

節分の豆はきな粉に。更年期症状を軽減

節分の豆としておなじみの大豆は、女性ホルモンと似た働きをするイソフラボンを多く含み、更年期症状の改善が期待できる食材として知られています。東洋医学でも、重だるさを軽減し、体を潤す働きがあるとされていて、更年期症状全体の軽減に役立つ食材です。

節分の豆が余ったらミキサーなどでひいてきな粉にしましょう。ヨーグルトや牛乳、みそ汁、ドレッシングに混ぜるなど手軽に使えます。

おなかにいい黒砂糖としょうがの温ドリンク

「冷えておなかが痛むなら、黒砂糖としょうがをグツグツ煮込んで飲みなさい」。東洋医学に伝わる薬膳ドリンクのひとつがこれ。中国のおばあちゃんの知恵袋的なレシピです。しょうがには消化促進や免疫力向上などの効能もあり、黒砂糖と一緒に摂ることでさらに効果が増します。

黒砂糖としょうがのホットドリンク

鍋におろししょうが1かけ分と黒砂糖(固形タイプ)10g、水200mℓを入れて加熱する。黒砂糖が溶けて沸騰したら、少し煮出して火を止める。

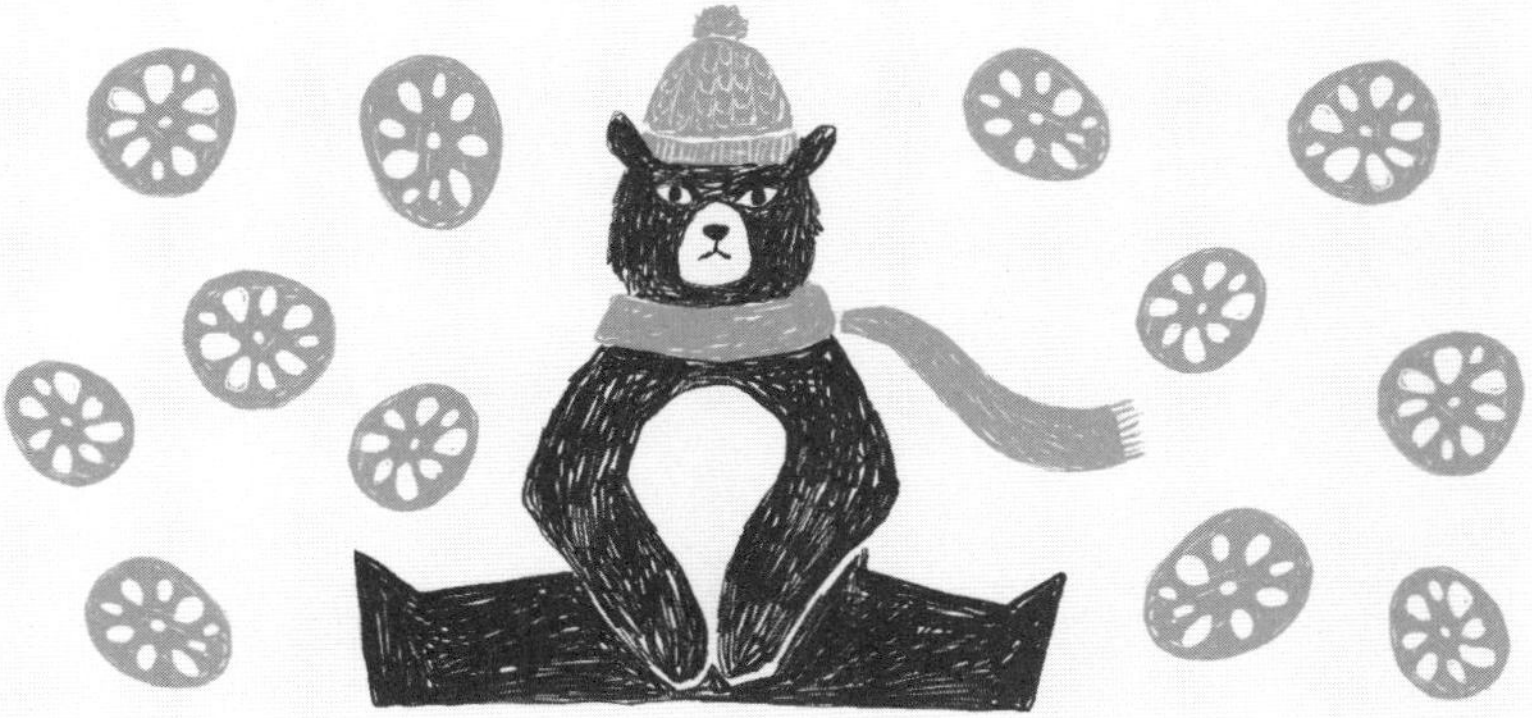

れんこんで免疫力を強化

れんこんは甘味、寒性の食材で、肺（呼吸器系）を潤し、かぜなどへの抵抗力を高める食材です。体の余分な熱を冷まし、胃腸を整える働きもあります。

年中買うことができますが、旬は秋から冬。ほっこりした煮物に合いますが、揚げたり、ドリンクにしたりしてもおいしいですよ。

れんこんチップス
（つくりやすい分量）

れんこん適量をスライサーで薄切りし、適量の油で揚げる。キツネ色になったら油をきり、塩少々で味をつける。

れんこんしょうが湯
（つくりやすい分量）

小鍋に、すりおろしたれんこん大さじ3、しょうが汁1かけ分、はちみつ大さじ1、水適量を入れて温める。

養生メモ

中国では「冬の日光浴は漢方薬の人参湯と同じ」といわれています。太陽の光が弱い冬だからこそ10〜20分の日光浴に効果が。不眠やアレルギー、かぜをひきやすい人におすすめ。

めまいに黒キクラゲ、肌の乾燥に白キクラゲ

レシピ▶P148

キクラゲは黒いものと白いものでは効能が違います。

黒キクラゲは甘味、平性で腎を補う働きや補血作用があり、めまいや立ちくらみを軽減してくれます。血の流れが良くなるので月経不順や月経痛に効果を発揮し、妊活中の人にもおすすめです。また、肌のくすみやクマにも効き目があるので、気になる人は食事に取り入れてみてください。

中華料理のイメージが強い食材ですが、味にクセがないため料理に使いやすく、ハンバーグのひき肉の中に入れるなど、かさ増し食材としても使えます。

一方、白キクラゲは肺を潤す働きがあるので、乾燥肌、口の渇きや声がれなどにおすすめ。特にナツメやクコの実と一緒にコトコト煮て甘味をつけたデザートは、美肌効果があることで知られています。甘いもの以外にも、スープや鍋に入れたり、和え物にしたりといろいろな料理に活用できます。

キクラゲを食べるときは、黒キクラゲ、白キクラゲを効能によって使い分けてください。

かぜの予防にははちみつ入り紅茶

お茶には緑茶、ウーロン茶、紅茶などがありますが、茶葉の発酵度によって効能が異なります。紅茶は、体を温め、寒さに対する抵抗力を強める働きがあるほか、高い殺菌作用やリラックス効果もあるため、かぜ予防に有用です。さらに、殺菌効果と粘膜を潤す作用をもつはちみつを加えると効果がアップします。ちなみにミルクティーは精神の不調に、レモンティーはイライラに効くので、覚えておくと便利です。

まぶたのピクピクにはレバーとプルーンを

まぶたがピクピク痙攣《けいれん》する主な原因は2つ。ひとつは血の不足です。レバー、イカ、まぐろ、鮭、プルーン、ほうれんそう、ナツメ、クコの実などで「血虚」を解消しましょう。

もうひとつはストレス。三つ葉やシソ、木の芽など香りのある野菜、レモン、みかん、グレープフルーツなどの柑橘類、ピーマンなどに停滞している気を動かす働きがあるので、取り入れてみてください。もちろん、しっかり睡眠をとって体を休めることも大切です。

養生メモ

肩こり、首こりが続くなら、ニット帽をかぶってみて。熱をこもらせず、一定の空間を保つことができるため、血流の循環がスムーズになり症状を緩和。少しゆったりめがおすすめ。

寒さによる疲れを感じたらニラで気を補充

レシピ▶P150

体が冷えると体温を戻そうとエネルギーを使うため体が疲れます。寒さによる疲労を軽減するにはニラがおすすめです。ニラには体内のエネルギーを宿す腎を補い、体を温める作用があります。腰痛など、冷えによる痛みの改善も期待できます。

ニラはいろいろな料理に使えますが、体を温めるエビや、血の巡りを良くする黒キクラゲと組み合わせると、さらに効果がアップ。肌のくすみや目の下のクマの解消にもおすすめです。

春菊は食べるかぜ薬。精神安定効果も

レシピ▶P146

春菊は昔から「食べるかぜ薬」といわれ重宝されてきました。春菊は甘味・辛味、平性の食材で、肺の熱を冷ます働きがあります。冬の乾燥による肺のダメージが原因で生じた咳や痰は、春菊を食べるとすっと鎮まり、楽になります。

春菊には、気の巡りの改善、目の充血の緩和などの効果もあります。また、独特な香りには安神作用（精神を安定させる効果）があるため、ストレスで気持ちが不安定な人や、夜眠れない人などにもおすすめです。

養生メモ

温かいペットボトル入り飲料を買ったら、両耳に当てて。耳にはツボが集まっているので耳を温めれば全身が刺激されます。手足もポカポカ、頭の血流も改善できてすっきり！

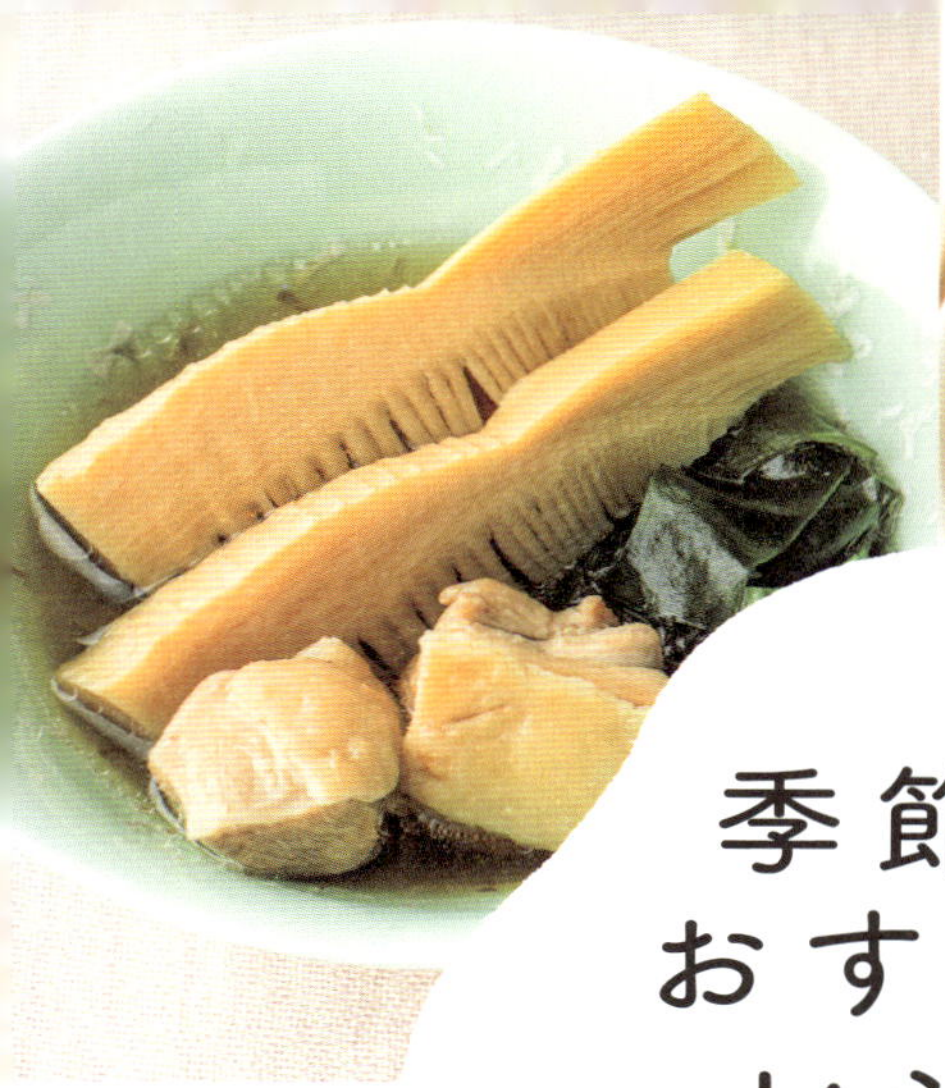

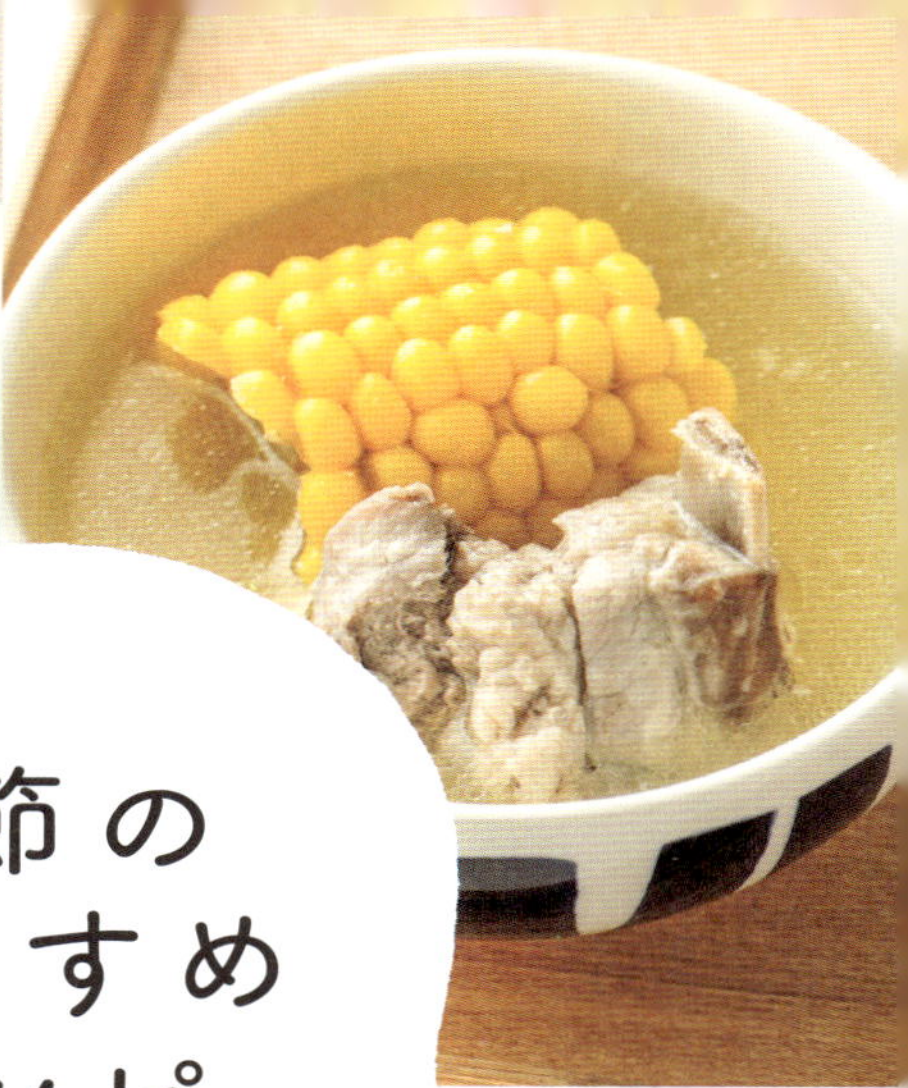

季節のおすすめレシピ

本書で取り上げた旬の食材でつくれる
おすすめレシピを紹介します。
食材ごとやご自身の体調に合わせて
メニューを選べるので、
食養生の参考にしてください。

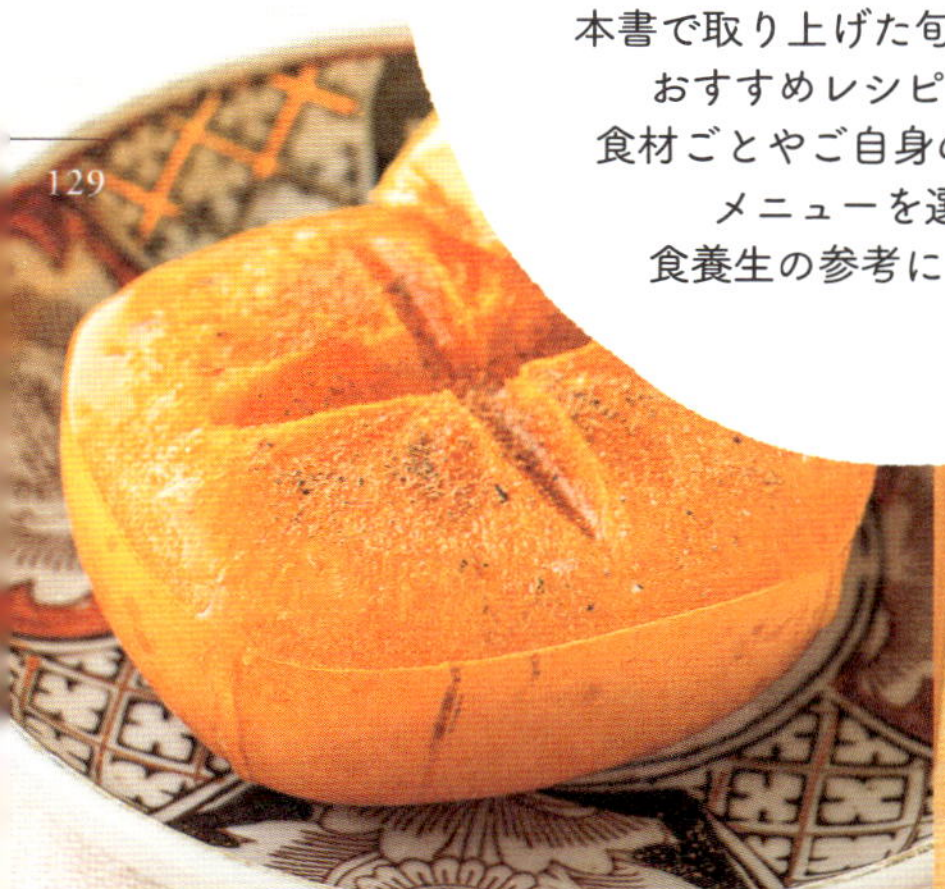

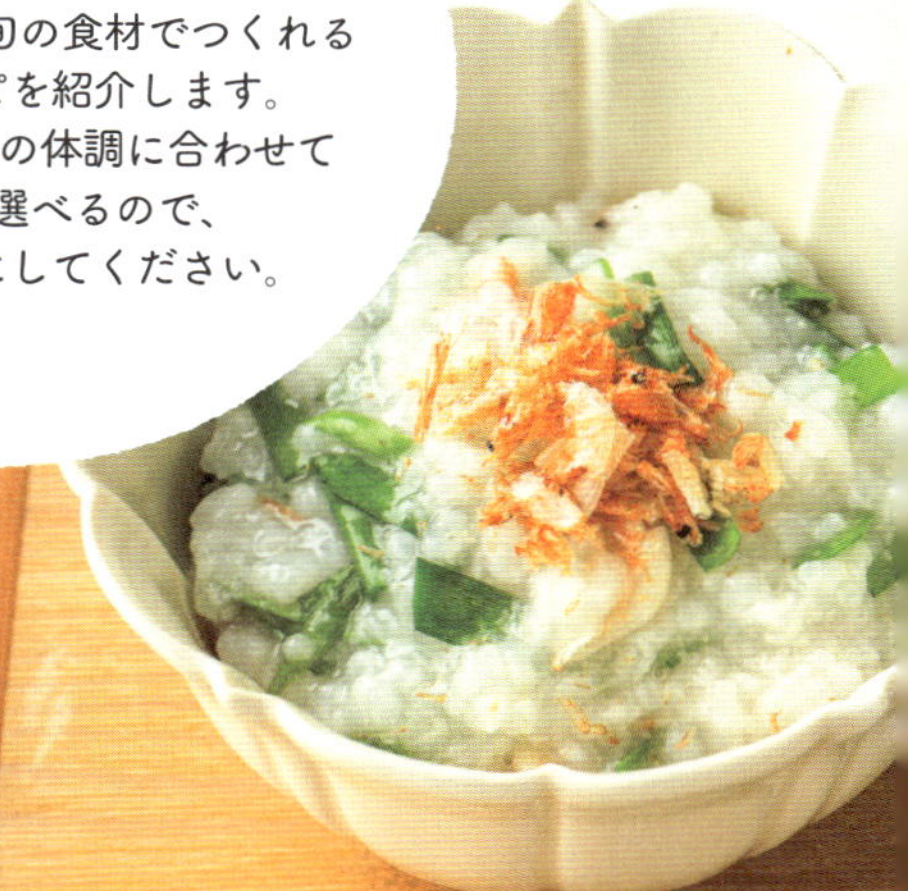

- 計量単位は大さじ1＝15mℓ、小さじ1＝5mℓ、1合180mℓです。
- 電子レンジの加熱時間は600Wを基準にしています。500Wの場合は1.2倍、700Wの場合は0.8倍にしてください。機種によって多少差があります。
- 電子レンジやオーブントースターで加熱する場合は、付属の説明書に従い、高温に耐えられる耐熱製の皿やボウルなどを使用してください。
- 火加減や加熱時間は目安です。様子を見ながら調整をしてください。

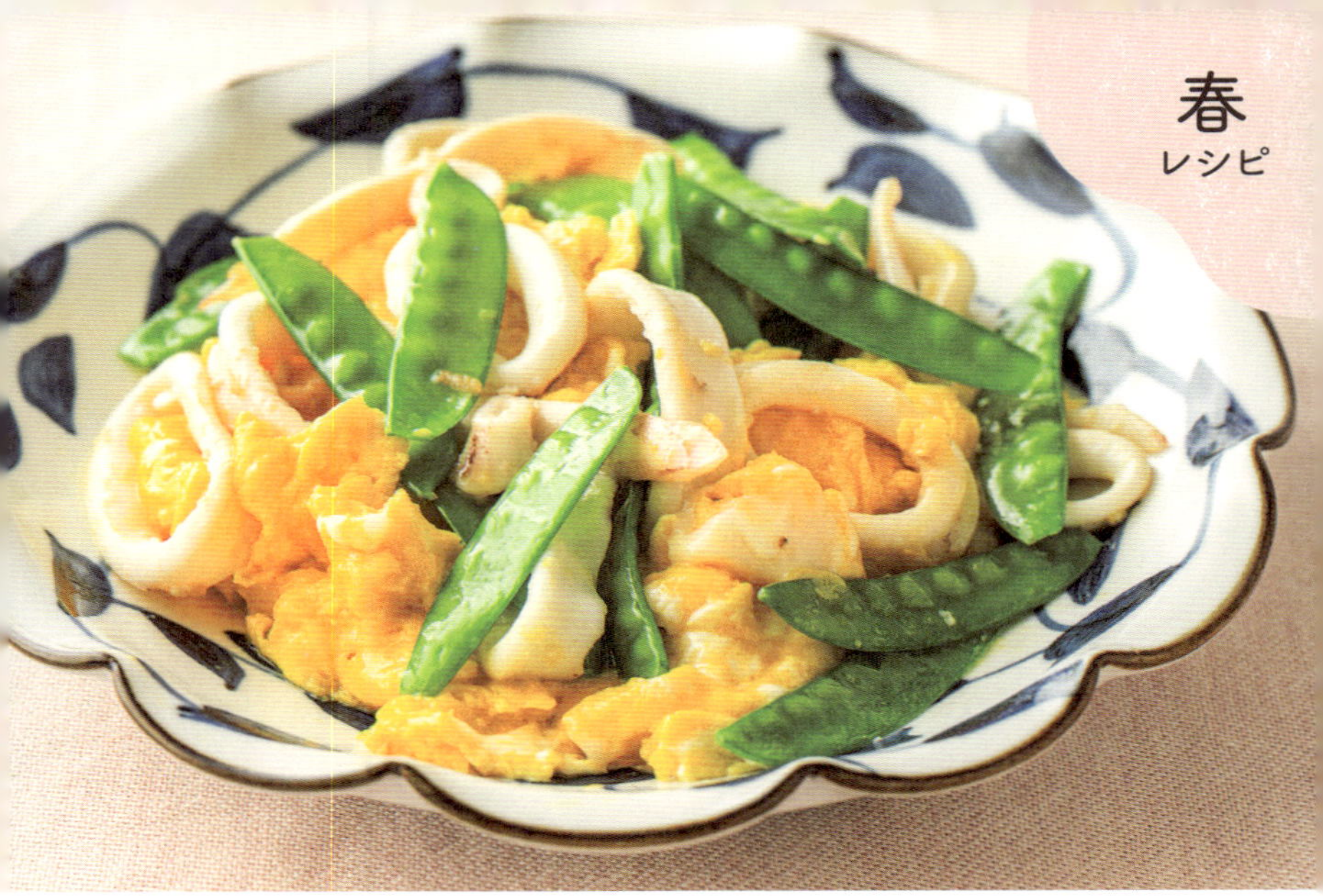

サヤエンドウとイカのたまご炒め

気を補い、余分な水分を排出するさやえんどうを使った炒め物。
体の血を増やすイカとたまごを組み合わせれば、睡眠の質もアップ！

材料（2人分）

サヤエンドウ…30g
イカ（胴）…1杯分
たまご…3個
にんにく…½かけ
酒…小さじ1
オリーブオイル…大さじ3
塩…適量

こんな場合に

- デトックス
- 胃腸の不調
- むくみ
- ほてり
- 月経不順
- 貧血
- メンタルの不調
- 不眠
- 乾燥肌

つくり方

1 サヤエンドウは筋を取る。イカは輪切りにし、酒を揉み込んでおく。にんにくはみじん切りにする。

2 ボウルにたまごを溶きほぐし、塩少々を加えて混ぜる。

3 フライパンにオリーブオイル大さじ2を入れて中火で熱し、2を流し入れて大きくかき混ぜながらふんわり炒め、半熟状になったら一度取り出す。

4 3のフライパンに残りのオリーブオイル、にんにくを入れて弱火で炒める。香りが立ったらサヤエンドウ、イカを加えて中火で炒め、塩少々で調味する。イカに火が通ったら3を戻し入れ、さっと混ぜる。

長いものマッシュサラダ

疲れたときは長いもでパワーチャージ。ツナを加えることで、気血を補います。パセリと玉ねぎは、気の巡りを良くする働きも。

材料（2人分）

長いも…150g
玉ねぎ…25g
ツナ缶（ノンオイル）…50g
A［酢…小さじ1
　 塩、こしょう…各少々
パセリ（みじん切り・あれば）
　…大さじ1

こんな場合に
● 疲労　● 倦怠感　● 気力の低下
● 胃腸の不調　● 下痢　● ほてり
● 貧血　● アンチエイジング

つくり方

1 玉ねぎはみじん切りにする。

2 長いもは皮をむいて1㎝幅に切る。耐熱容器に入れ、ふんわりとラップをして電子レンジ（600W）で5分加熱する。取り出して熱いうちにフォークの背などで粗くつぶし、Aを加えて混ぜる。

3 2に1、缶汁をきったツナを加えて混ぜる。粗熱が取れたらパセリを加えてさっと混ぜる。

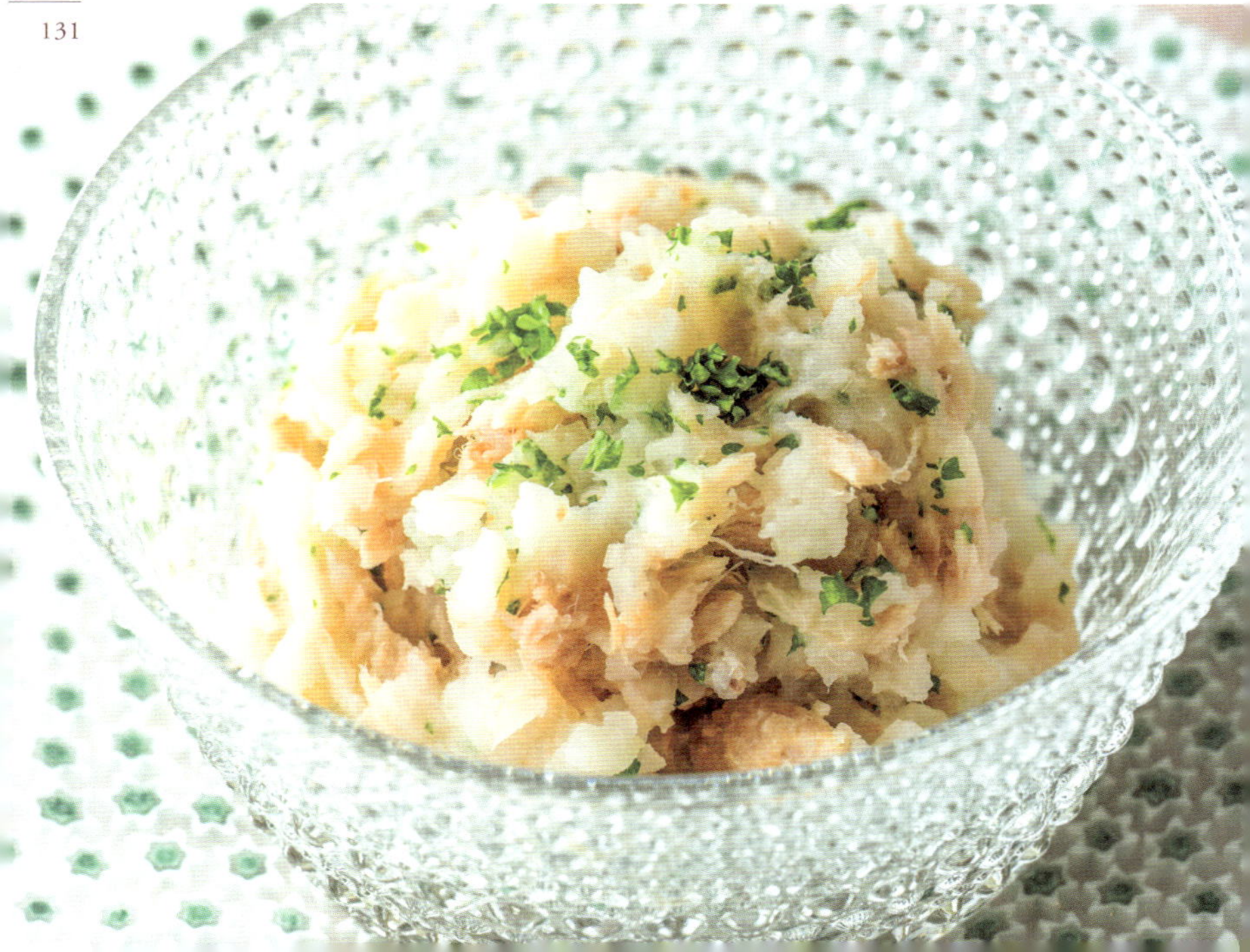

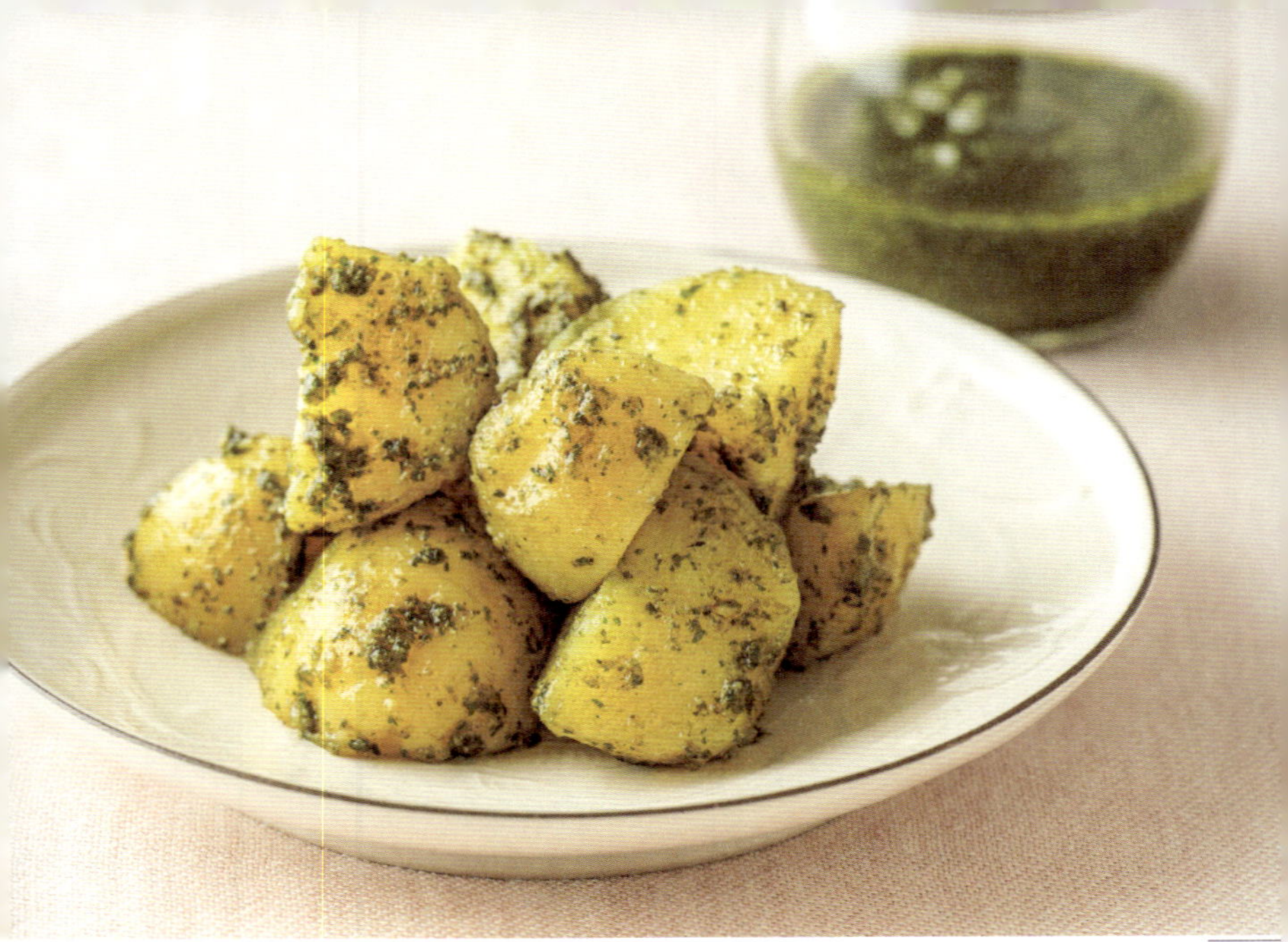

松の実と青ジソのジェノベーゼソース

潤す力の強い松の実は、ジェノベーゼソースにすると便利。
ゆでたじゃがいもと和えると、気を補って元気になる効果も
プラスできます。にんにくの量は好みで増やしても！

材料（つくりやすい分量）

松の実…30g
青ジソ…20g
にんにく…1/6かけ
太白ごま油（または好みの油）
…50g
塩…ひとつまみ

つくり方

ミキサーにすべての材料を入れ、なめらかになるまで攪拌する。食べやすく切ってゆでたじゃがいも適量（分量外）と和える。

※ソースを保存する場合は密閉容器に入れ、太白ごま油適量を注ぎ、表面が空気に触れないようにしてからふたをするといい

こんな場合に

- 髪のパサつき
- 乾燥肌
- 不眠
- 動悸
- 精神不安
- アンチエイジング
- 胃の不快感
- 食欲不振

鶏肉入り若竹煮

デトックス作用の高いたけのこは、わかめと一緒に煮物にすれば、むくみも解消できます。どちらも体を冷やす食材なので、温性の鶏肉を加えて。

材料（2人分）

ゆでたけのこ…200g
わかめ（塩蔵）…30g
鶏もも肉…100g
だし汁…300mℓ
A 酒、薄口しょうゆ、みりん…各大さじ1
　塩…ひとつまみ

こんな場合に

●便秘　●デトックス
●肌トラブル　●消化不良
●むくみ　●にきび　●体力低下
●疲れやすい　●虚弱体質

つくり方

1 鶏肉は一口大に切る。たけのこは根元に近いところは1cm厚さに、穂先は縦4〜6等分に切る。

2 わかめは洗ってから5分ほど水につけて戻す。筋を取り、食べやすい大きさに切る。

3 鍋にだし汁を入れて中火にかけ、煮立ったらA、1を加える。再び煮立ったらアクを除き、ふたをして弱火で15分ほど煮る。

4 3に2を加え、温まったら火を止める。

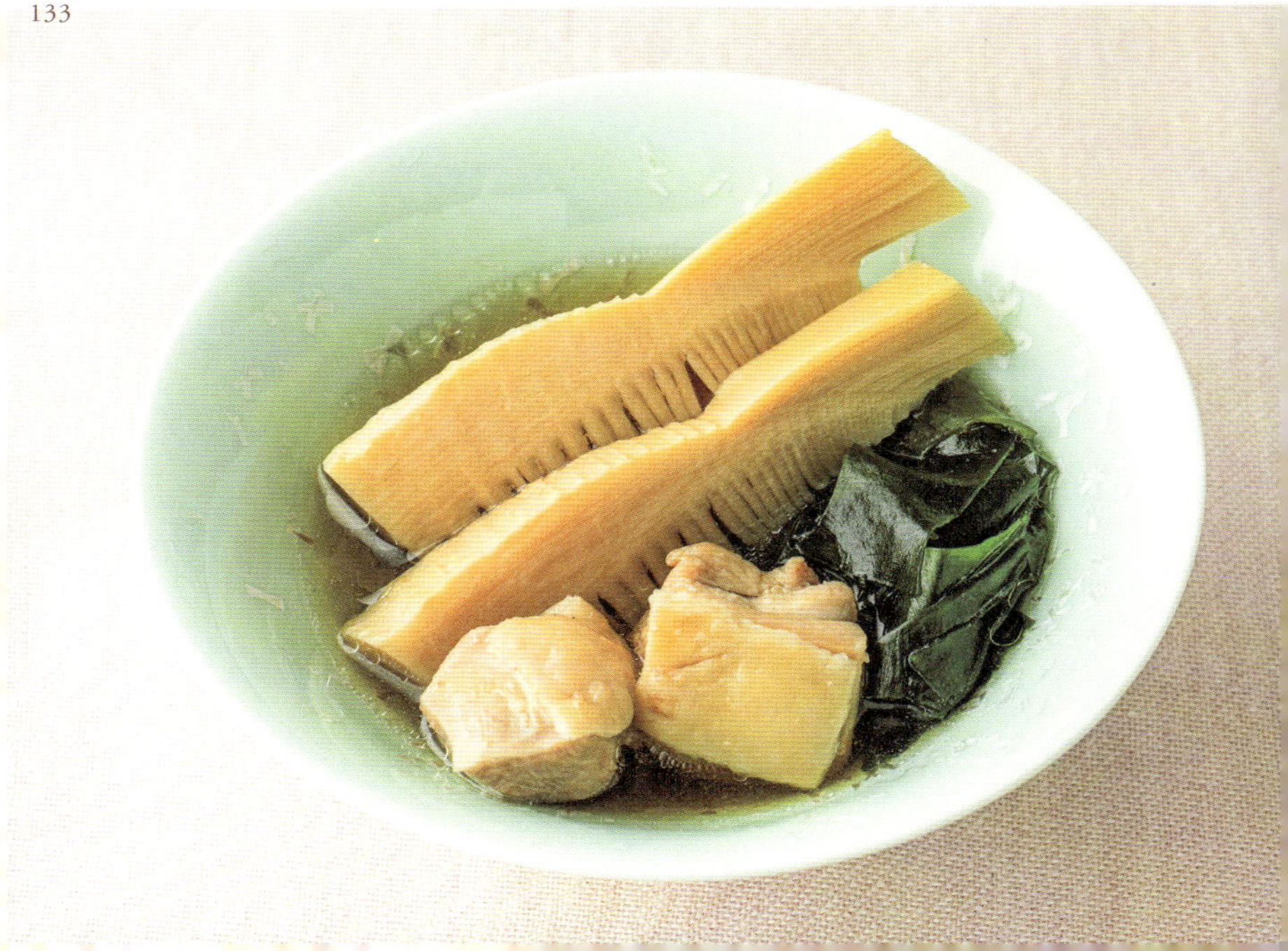

体が元気になる！

ブロッコリーと春キャベツのしらす和え

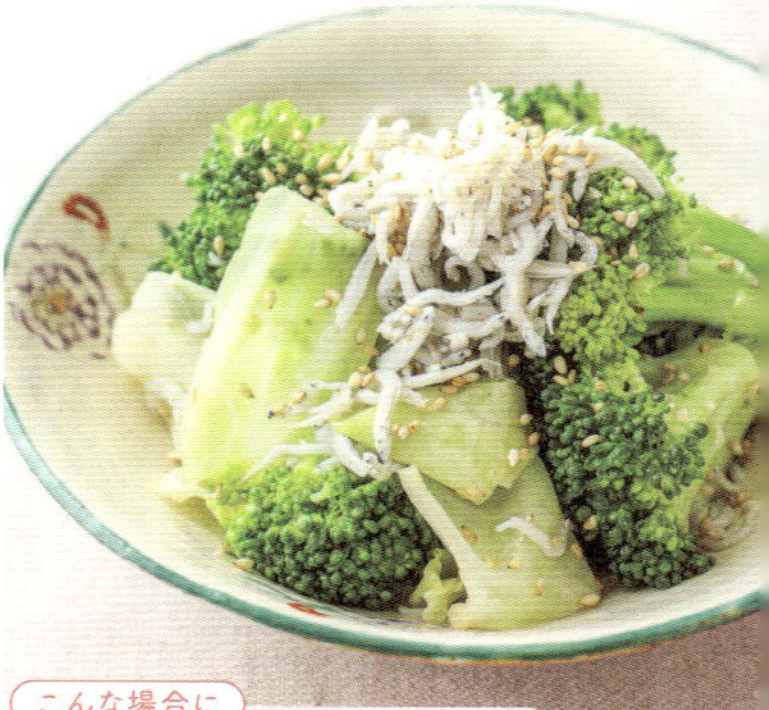

材料（3～4人分）

ブロッコリー…1個
春キャベツ…1/6玉
しらす…30g
塩…適量

A
- 白炒りごま…大さじ1
- ごま油…大さじ1
- しょうゆ…小さじ1
- 酢…小さじ1/2

つくり方

1 ブロッコリーは小房に分ける。キャベツはざく切りにする。

2 鍋にたっぷりの湯を沸かし、塩ひとつまみを入れ、ブロッコリーを弱火でゆでる。2～3分たったらザルに取り出し、そのまま冷ます。

3 2の鍋でキャベツを30秒ほどゆでたらザルにあげ、そのまま冷ます。

4 ボウルにAを入れて混ぜ合わせ、2、3を加えて和える。全体がなじんだらしらすを加え、さっと和える。

こんな場合に

●アンチエイジング ●胃腸の不調
●消化不良 ●食欲不振 ●疲労
●胃痛 ●虚弱体質

滋養強壮や美容にいいクコの実がアクセント

いちごとクコ酢のマリネ

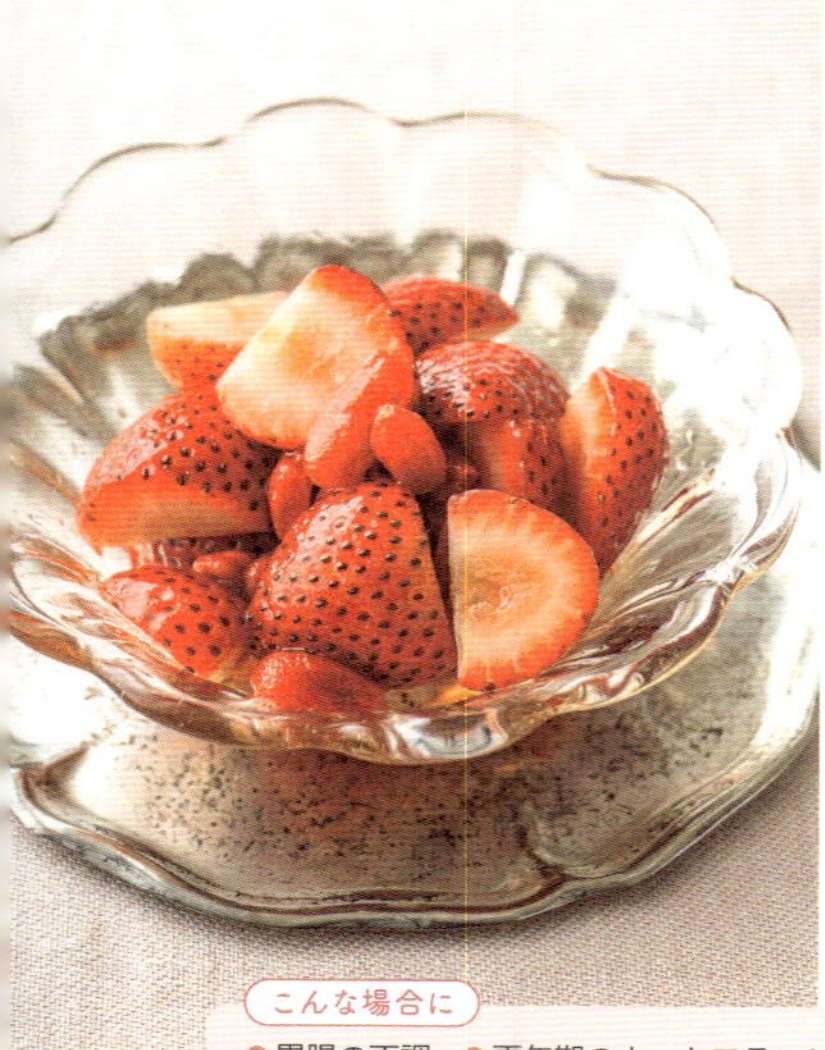

材料（1人分）

いちご…100g

A
- クコ酢（下記参照）…大さじ1　※液体のみ
- オリーブオイル…大さじ1
- 塩…少々
- はちみつ（好みで）…適量

つくり方

1 いちごはヘタを取り、半分に切る。

2 ボウルにAを入れて混ぜ合わせ、1、クコ酢のクコの実適量を加えてさっと和える。

こんな場合に

●胃腸の不調 ●更年期のホットフラッシュ
●貧血 ●下痢 ●イライラ ●ほてり
●月経不順 ●ふらつき ●目のかすみ
●アンチエイジング

クコ酢のつくり方

密閉容器にクコの実適量を入れ、ひたひたになるくらいまで酢を加え、一晩おく。

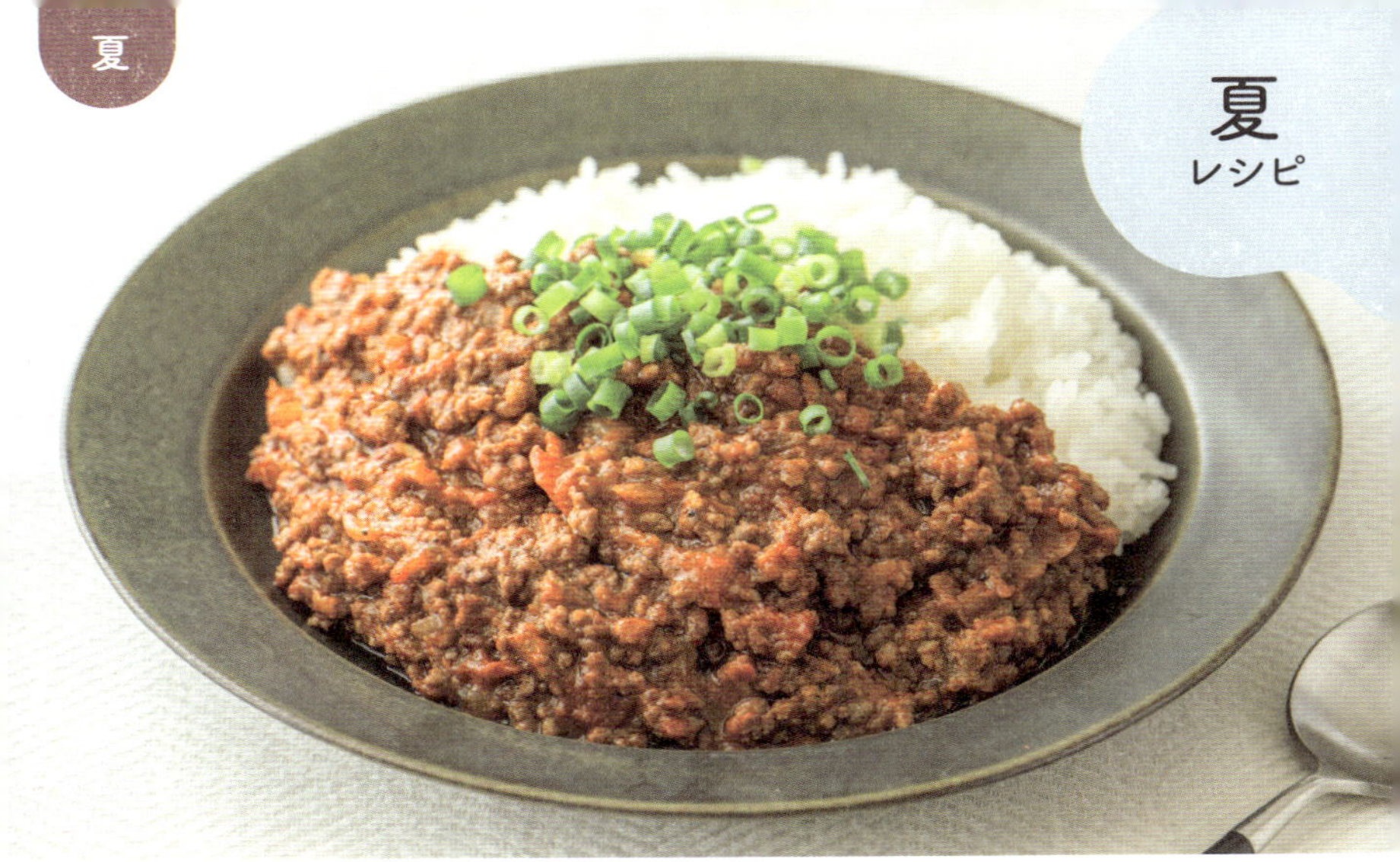

トマト入りキーマカレー

暑い夏はスパイスの入った薬膳カレーで乗り切りましょう。スパイスはおなかを温め、余分な水分を発散してくれます。胃腸の調子を整えるトマトもプラス。

材料（2〜3人分）

合いびき肉…300g
玉ねぎ…½個
にんにく、しょうが…各1かけ
オリーブオイル…大さじ1
カレー粉…大さじ2
A［トマト缶（ホール）…1缶（400g）
　白みそ…大さじ1〜2
塩、こしょう…各少々
温かいごはん…適量
万能ねぎ（小口切り・あれば）…適量

つくり方

1. 玉ねぎ、にんにく、しょうがはみじん切りにする。
2. フライパンにオリーブオイルを入れて弱火で熱し、にんにく、しょうがを炒める。香りが立ったら玉ねぎを加えて中火で炒める。透き通ってきたらひき肉を加えて炒める。
3. 肉の色が変わったらカレー粉を加えてさっと炒め、Aを加えてトマトをつぶすようにときどき混ぜながら煮込む。汁気がほとんどなくなったら塩、こしょうで味を調える。
4. 器にごはんを盛り、3をかけて万能ねぎを散らす。

こんな場合に

- おなかの冷え
- 胃腸の不調
- 食欲低下
- 疲労
- だるさ
- 気力の低下
- 血行不良
- 夏バテ
- 不眠
- イライラ

桃とモッツァレラチーズのサラダ

クーラーで冷えを感じたときは桃のサラダで体を温めましょう。
たっぷり汗をかいた日の潤い補給にも◎。
桃は変色しやすいので食べる直前につくるのがポイントです。

材料（2人分）

桃…1個
モッツァレラチーズ…1/2個
レモン汁…小さじ2
オリーブオイル…大さじ1
塩、こしょう…各少々
バジルの葉…適量

こんな場合に

- 冷え（クーラー病）
- 月経痛
- 気力の低下
- 疲労
- 口の渇き
- 胃腸の不調
- 便秘
- 肩こり

つくり方

1 桃は皮をむいて食べやすい大きさに切り、ボウルに入れ、レモン汁をかける。

2 1にモッツァレラチーズを手でちぎりながら加え、塩、こしょうをふりさっと和える。器に盛り、オリーブオイルをかけ、バジルを飾る。

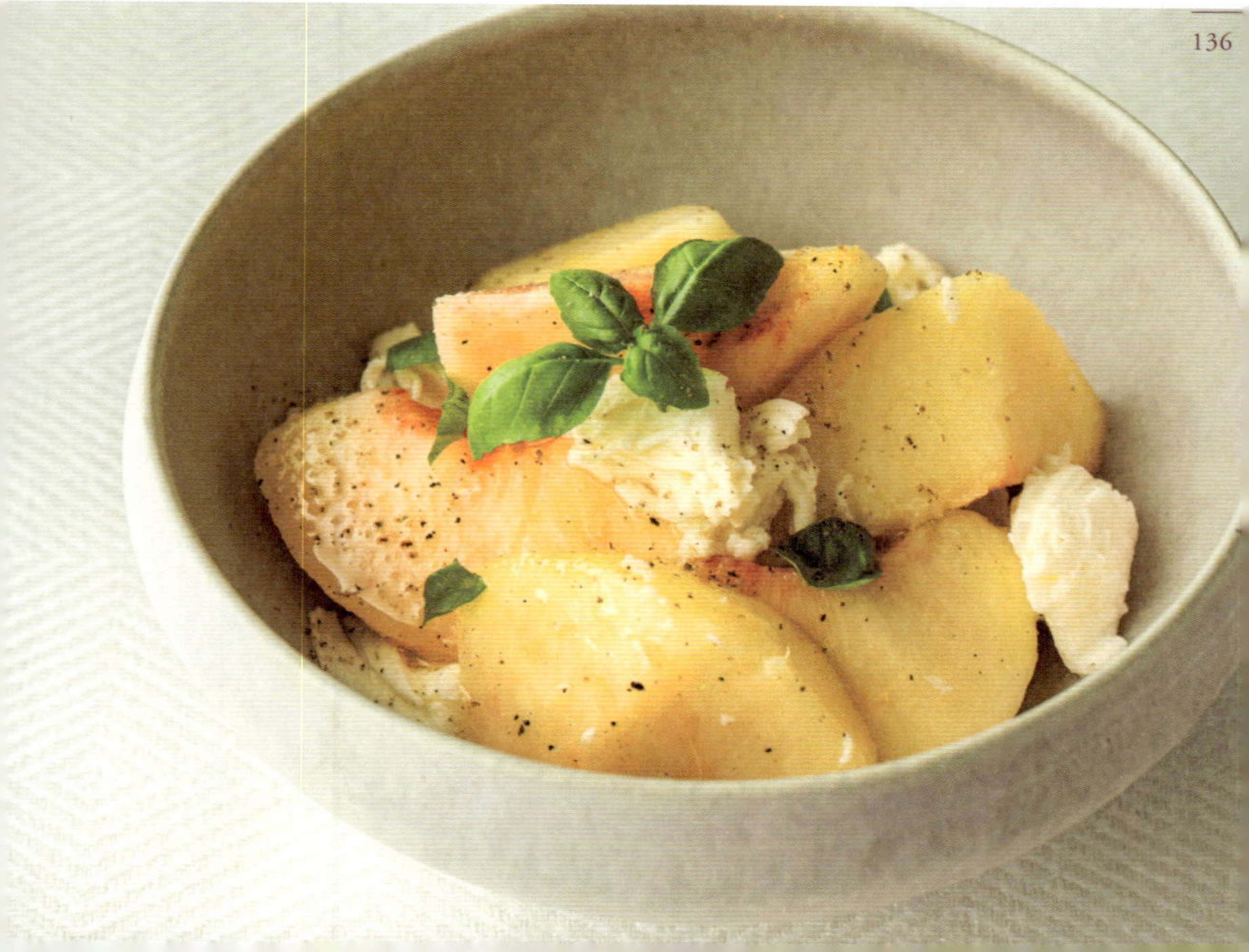

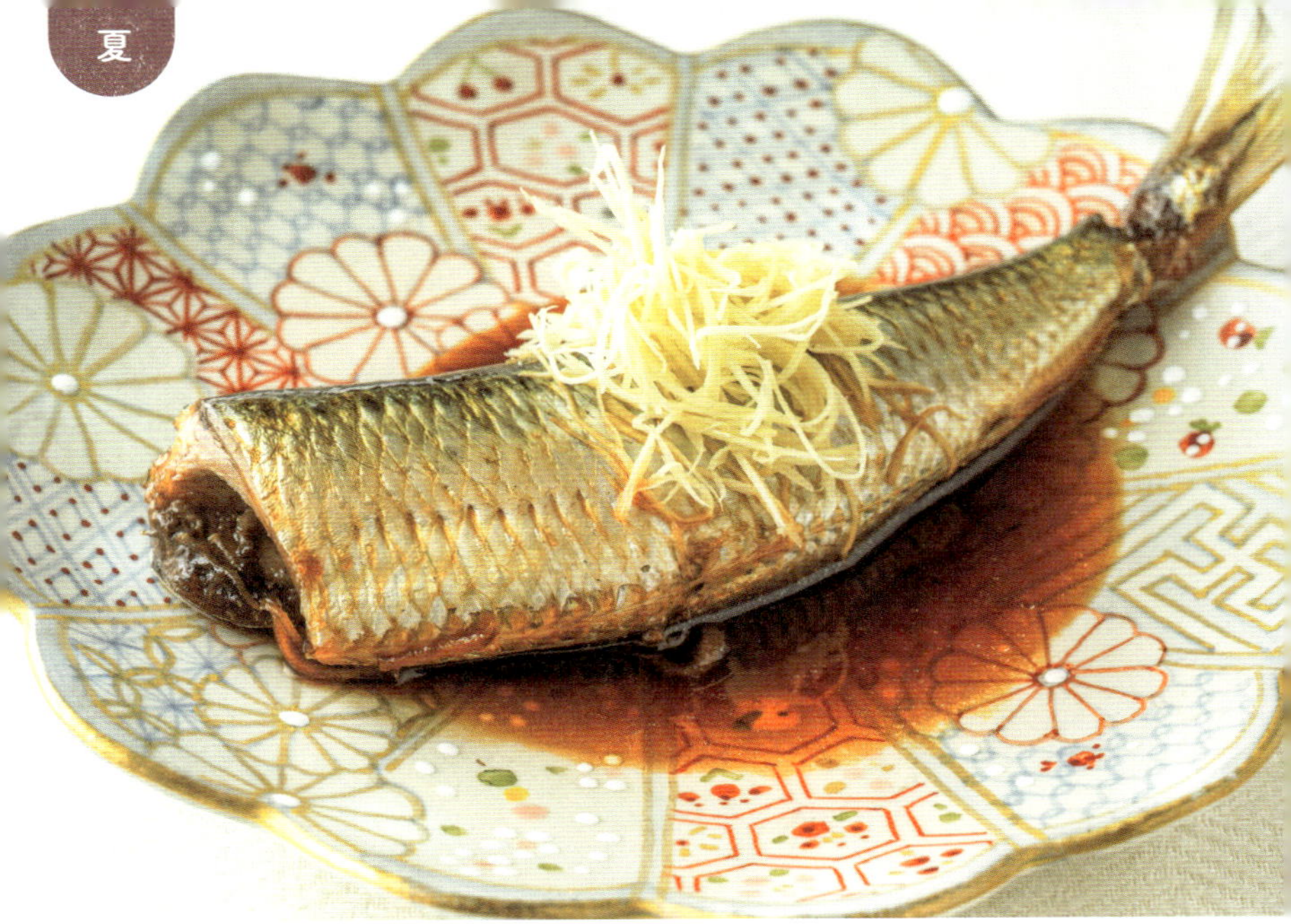

鰯のしょうが煮

元気を回復するのにぴったりな定番の和食おかず。鰯は胃腸の調子を整え、エネルギーや栄養を補います。温性のしょうがは冷え過ぎの防止に。

材料（2人分）

鰯…2尾
しょうが…20g
A
- 水…100㎖
- 酒…80㎖
- しょうゆ…大さじ2
- みりん…大さじ1と1/3
- 砂糖…大さじ1

針しょうが（好みで）…適量

こんな場合に
- 気力の低下
- 疲労
- 頭痛
- 食欲不振
- 目のかすみ
- もの忘れ
- 精神不安
- 血行不良

つくり方

1 鰯はうろこを取り、頭を切り落とす。腹を切り開いて内臓を取り除き、よく水洗いしてペーパータオルで優しく水気を拭き取る。

2 しょうがは皮付きのまません切りにする。

3 フライパンにAを入れて混ぜ合わせ、1を頭が左側にくるように並べる。2を加えて中火にかけ、煮立ったら軽く煮汁を混ぜ、ペーパータオルなどで落としぶたをし、さらにふたをして弱めの中火で5分ほど煮る。

4 ふたを外し、煮汁をスプーンで鰯にかけながら煮詰める。煮汁の量が1/3程度になったら器に盛り、針しょうがをのせる。

トウモロコシとスペアリブのスープ

滋味深い味わいのスープです。トウモロコシは夏バテ気味のときにおすすめ。東洋医学では骨に精があると考えられているため、骨付き肉を使って。

材料（4〜5人分）

トウモロコシ…1本
豚スペアリブ…500g
塩…適量

こんな場合に

- 胃腸の不調
- 疲労
- 夏バテ
- 高血圧
- 精神不安
- 母乳不足
- むくみ
- 乾燥肌
- ほてり
- 倦怠感
- スタミナ不足

つくり方

1 スペアリブは全体に塩を揉み込み、冷蔵庫に入れて3時間〜一晩おく。鍋に入れ、かぶるくらいの水を注ぎ、強火にかける。沸騰したらアクを除いてザルにあげる。

2 トウモロコシは皮をむいてひげを取り、4〜5等分に切る。

3 鍋に1、2を入れ、かぶるくらいの水を注ぎ、中火にかける。煮立ったら弱火で30分〜1時間煮込み、塩で味を調える。

※途中、煮汁が少なくなったら適宜水を足すといい

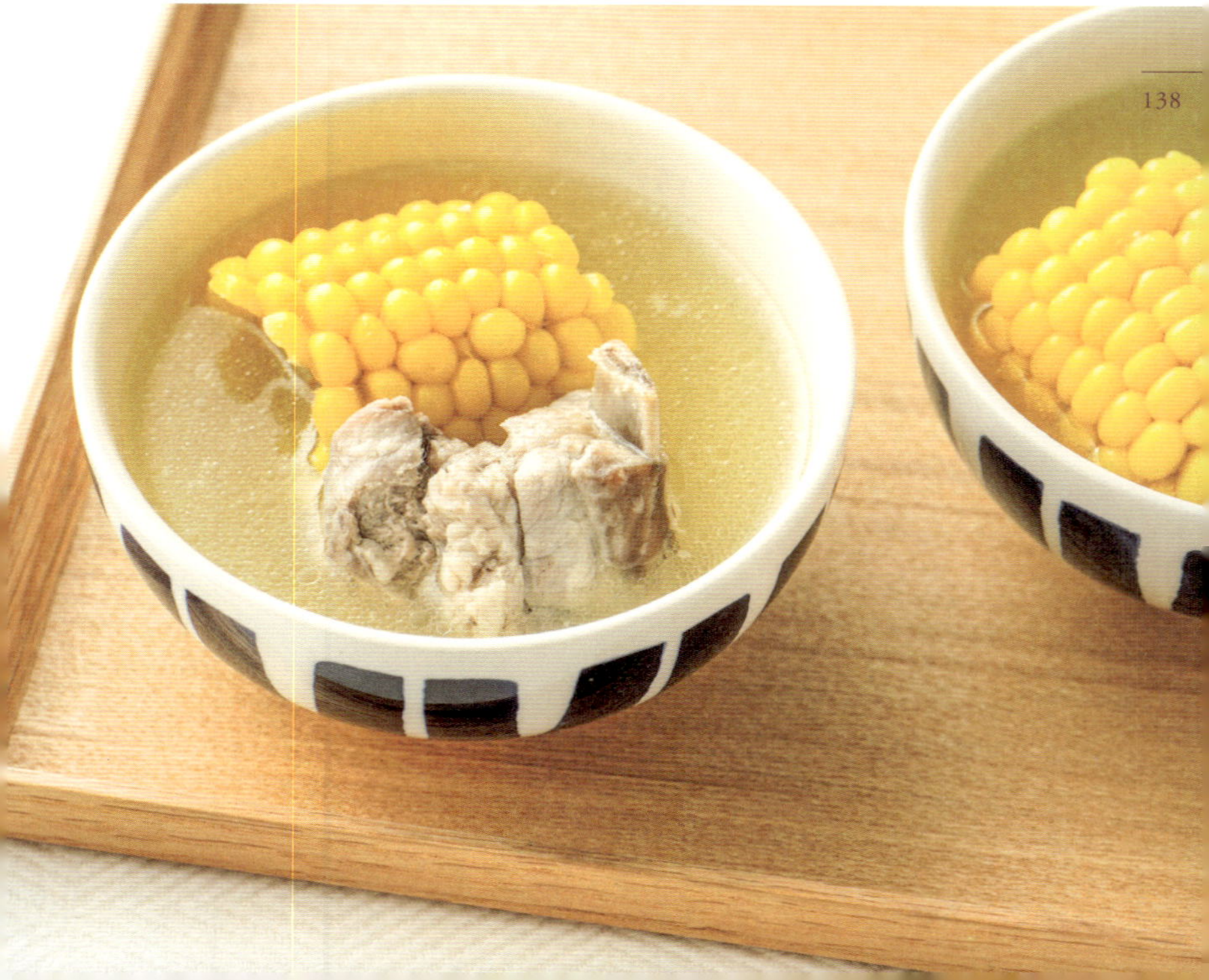

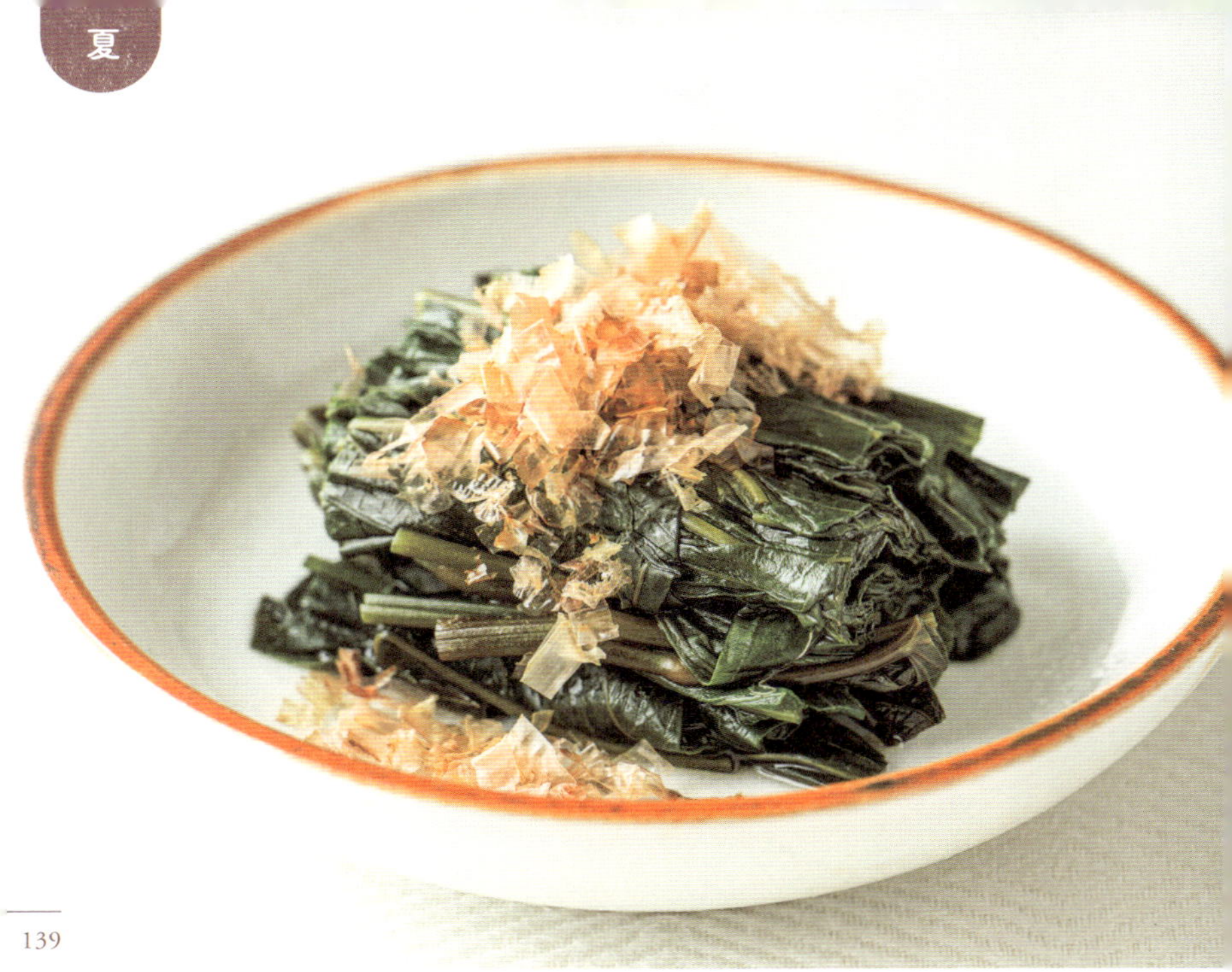

空心菜のおひたし

シャキシャキ食感が魅力の空心菜は、寒性で体の熱を取り除く働きも。
ガーリック炒めが一般的ですが、おひたしにすると暑い季節でもさっぱり。

材料（2人分）

空心菜…1束
みりん…大さじ1
A［だし汁…200mℓ
　しょうゆ…大さじ1
削りかつおぶし…適量

こんな場合に

- 肌トラブル
- 夏バテ
- 便秘
- 食欲過多
- ほてり
- 紫外線対策
- 鼻血

つくり方

1 耐熱容器にみりんを入れ、ラップをせずに電子レンジ（600W）で50秒加熱する。Aを加え、混ぜ合わせる。

2 鍋にたっぷりの湯を沸かし、塩少々（分量外）を入れ、空心菜を根元から入れてさっとゆでる。冷水に取り、粗熱が取れたら水気をよく絞り、4cm長さに切る。

3 2を1にひたしたら器に盛り、かつおぶしをのせる。

※すぐに食べても、冷蔵庫で30分〜1時間ほど味をなじませてもいい

トマトとスイカのジュース

熱中症や日焼け、夏バテ、のどの渇きなど、夏のお悩みを一気に解消してくれるジュースです。汗をたくさんかいた日の水分補給にもぴったり！

材料（2人分）

トマト…200g
スイカ…200g
塩…ひとつまみ
ミントの葉（あれば）…適量

こんな場合に

- 日焼け
- 熱中症対策
- 夏バテ
- 胃腸の不調
- 口の渇き
- 汗かき
- むくみ
- 二日酔い
- ほてり

つくり方

1 トマトはヘタを取り、適当な大きさに切る。スイカは種と皮を除いて適当な大きさに切る。

2 ミキサーに1、塩を入れ、なめらかになるまで攪拌する。好みでザルで濾しながらグラスに注ぐ。ミントの葉を飾る。

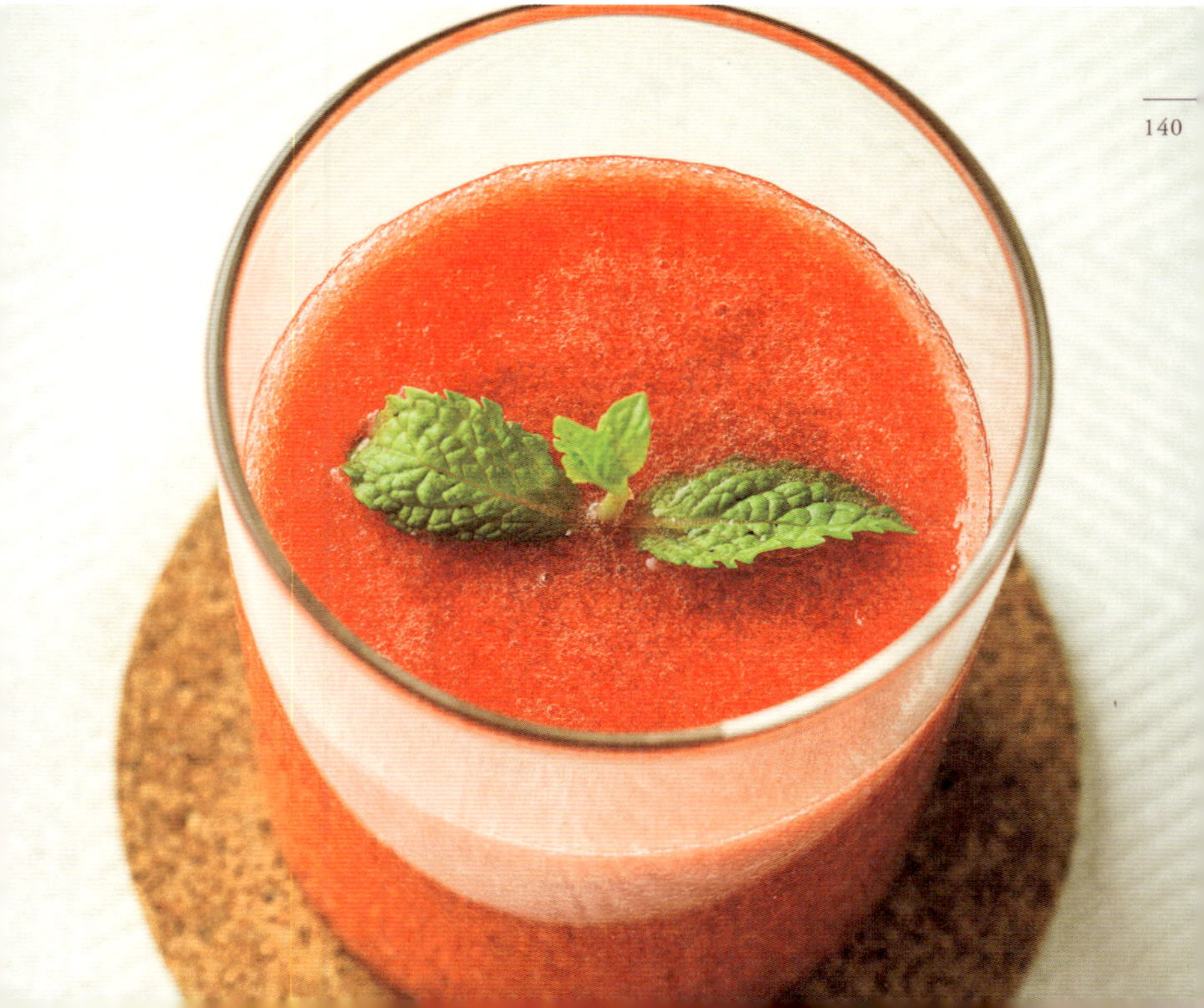

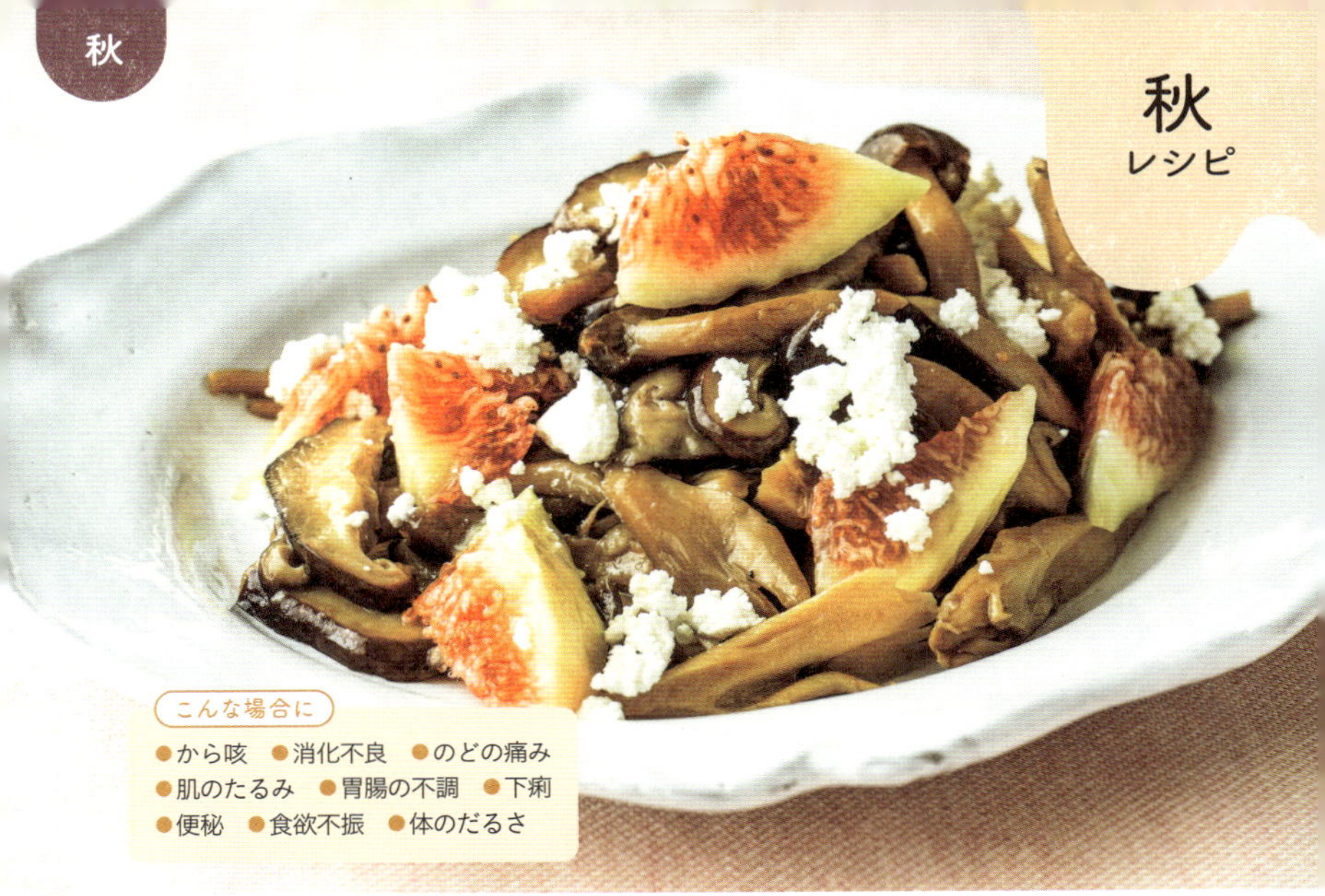

こんな場合に

● から咳　● 消化不良　● のどの痛み
● 肌のたるみ　● 胃腸の不調　● 下痢
● 便秘　● 食欲不振　● 体のだるさ

いちじくときのこのホットサラダ

乾燥が気になる季節は、潤いを補給するサラダで内側からケアを。いちじくはから咳やのどの痛みを改善。たっぷりきのこはエネルギーチャージに◎。

材料（2人分）

いちじく…1個
まいたけ…1パック
しめじ…1パック
しいたけ…3枚
にんにく（薄切り）…1/2かけ
オリーブオイル…大さじ1

A
- 白ワインビネガー（または酢）…大さじ1
- しょうゆ、オリーブオイル…各大さじ1
- 砂糖…小さじ1
- 塩、こしょう…各少々

カッテージチーズ…適量

つくり方

1 いちじくは食べやすい大きさに切る。まいたけは食べやすい大きさに裂く。しめじは石づきを取り、小房に分ける。しいたけは軸を除いて1㎝幅に切る。

2 フライパンにオリーブオイル、にんにくを入れて弱火で炒める。香りが立ったらまいたけ、しめじ、しいたけを加えて中火で炒める。

3 きのこがしんなりしたら混ぜ合わせたAを加え、全体になじんだら火を止める。

4 器に3、いちじくを盛り、カッテージチーズを散らす。

やまいもとれんこん、鶏手羽のスープ

素材のうま味がたっぷりしみ出た優しい味わい。加熱したやまいもは疲労回復に、れんこんは呼吸器系のトラブルに効果的です。

材料（2人分）

やまいも…100g
れんこん…100g
鶏手羽中（手羽元、手羽先でも可）
…6本
干ししいたけ…4枚
A しょうが（薄切り）…1枚分
水…600ml
酒…小さじ2
B 塩…小さじ1弱
しょうゆ…適量

つくり方

1 やまいも、れんこんは一口大に切る。干ししいたけは水で戻し、軸を除く。

2 鍋に手羽中、Aを入れて中火にかける。煮立ったらアクを除いて1を加え、弱めの中火で15分ほど煮る。Bで味を調える。

こんな場合に

●胃腸の不調 ●食欲不振 ●疲労
●肌のたるみ ●ほてり ●のどの痛み
●乾燥 ●体力低下 ●更年期障害

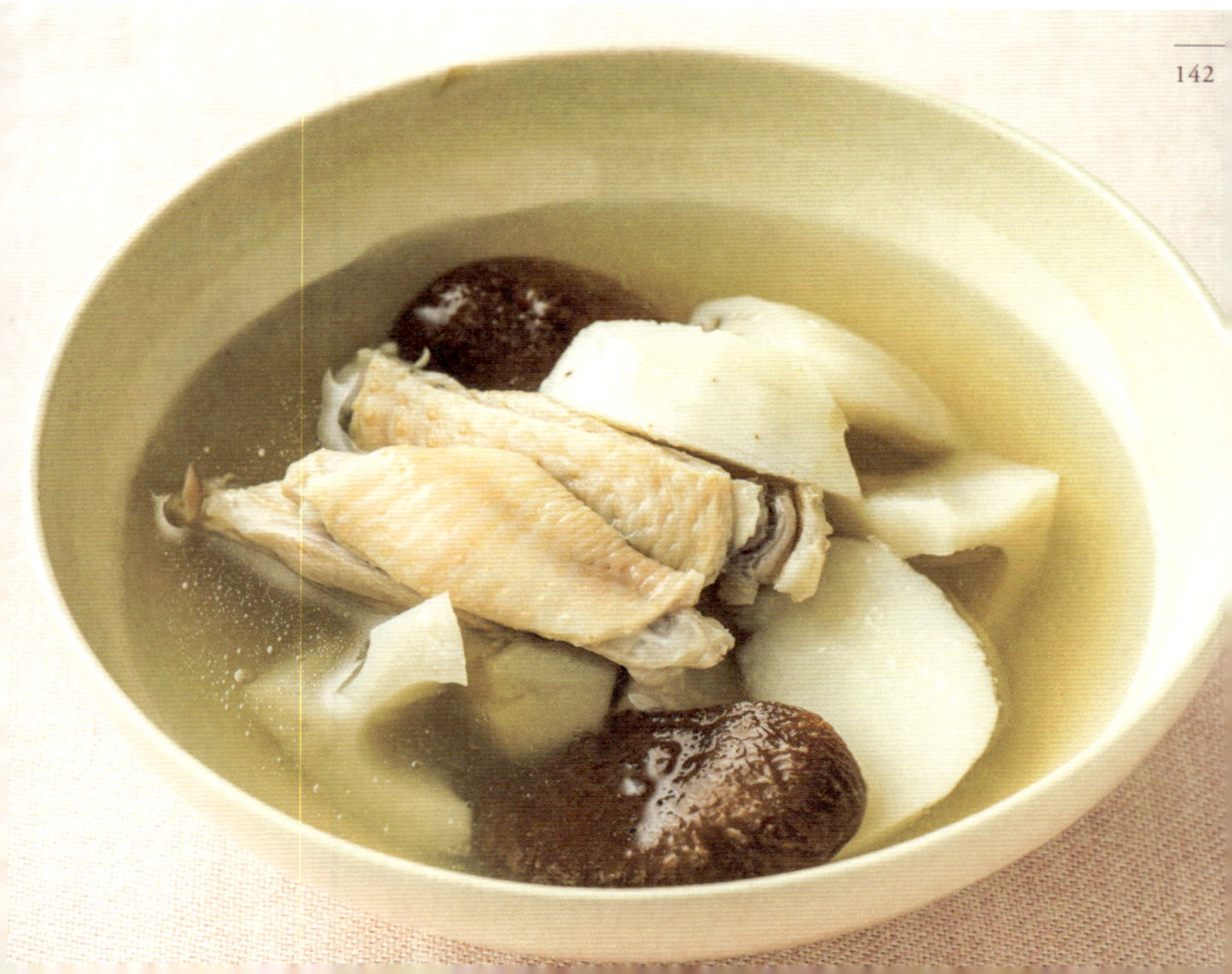

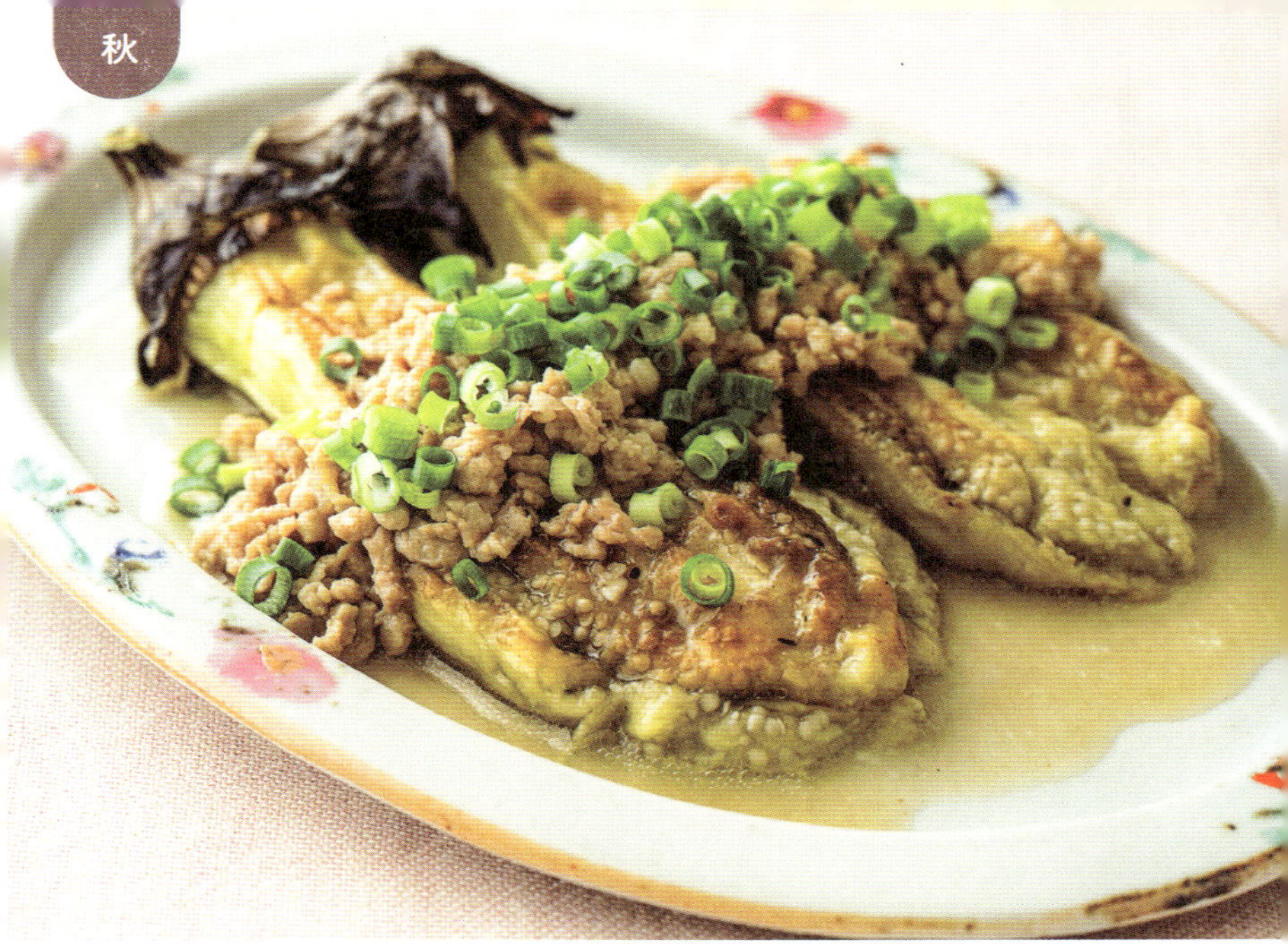

焼きなすのそぼろあんかけ

なすは血の巡りを改善してくれるので、肌がくすんだときなどにおすすめ。
冷え症の人は温性のしょうがやにんにくと組み合わせて。

材料（2人分）

なす…2本
鶏ひき肉…100g
しょうが（みじん切り）…小さじ2
にんにく（みじん切り）…小さじ1
A［しょうゆ、みりん…各大さじ½
　酢…小さじ1
ごま油…大さじ1
万能ねぎ（小口切り）…適量

こんな場合に

●吹き出もの　●血行不良　●目のクマ
●肌のくすみ　●むくみ　●ソワソワ感
●食欲不振　●体力低下　●疲れやすい

つくり方

1 なすは皮をむきやすくするため、ガクの周りと実に縦に1本切り込みを入れる。魚焼きグリルに並べ、中火で7〜8分焼く。上下を返し、さらに7〜8分焼く。取り出して皮をむく。

2 フライパンにごま油を入れて弱火で熱し、しょうが、にんにくを炒める。香りが立ったらひき肉を加えて中火で炒め、肉の色が変わったらAで調味する。

3 器に1を盛り、2をかけ、万能ねぎを散らす。

栗とはと麦のおこわ

腎を補い、筋肉や骨を強化する栗は、気を補うもち米と一緒に炊いておこわに。
はと麦で美肌効果もプラスします。

材料（2人分）

むき栗…250g
もち米…2合
はと麦…大さじ4
A
- 水…360mℓ
- 酒…小さじ2
- 塩…小さじ1

こんな場合に

●筋力低下 ●疲労 ●胃腸の不調
●かぜ予防 ●アンチエイジング
●免疫力の低下 ●冷えによる下痢
●食欲不振 ●シミ ●肌荒れ

つくり方

1 はと麦は水適量（分量外）に一晩ひたし、ザルにあげて水気をきる。もち米は洗い、ザルにあげて水気をきる。

2 鍋にたっぷりの湯を沸かし、栗を3分ほどゆでる。ザルにあげて水気をきる。

3 鍋に1を入れ、Aを加えて混ぜ合わせ、2をのせる。ふたをして中火にかけ、沸騰したら弱火で15分ほど炊く。火を止めて10分ほど蒸らす。

※炊飯器で炊く場合、水の量は内釜のおこわモードの目盛りに合わせて調整するといい

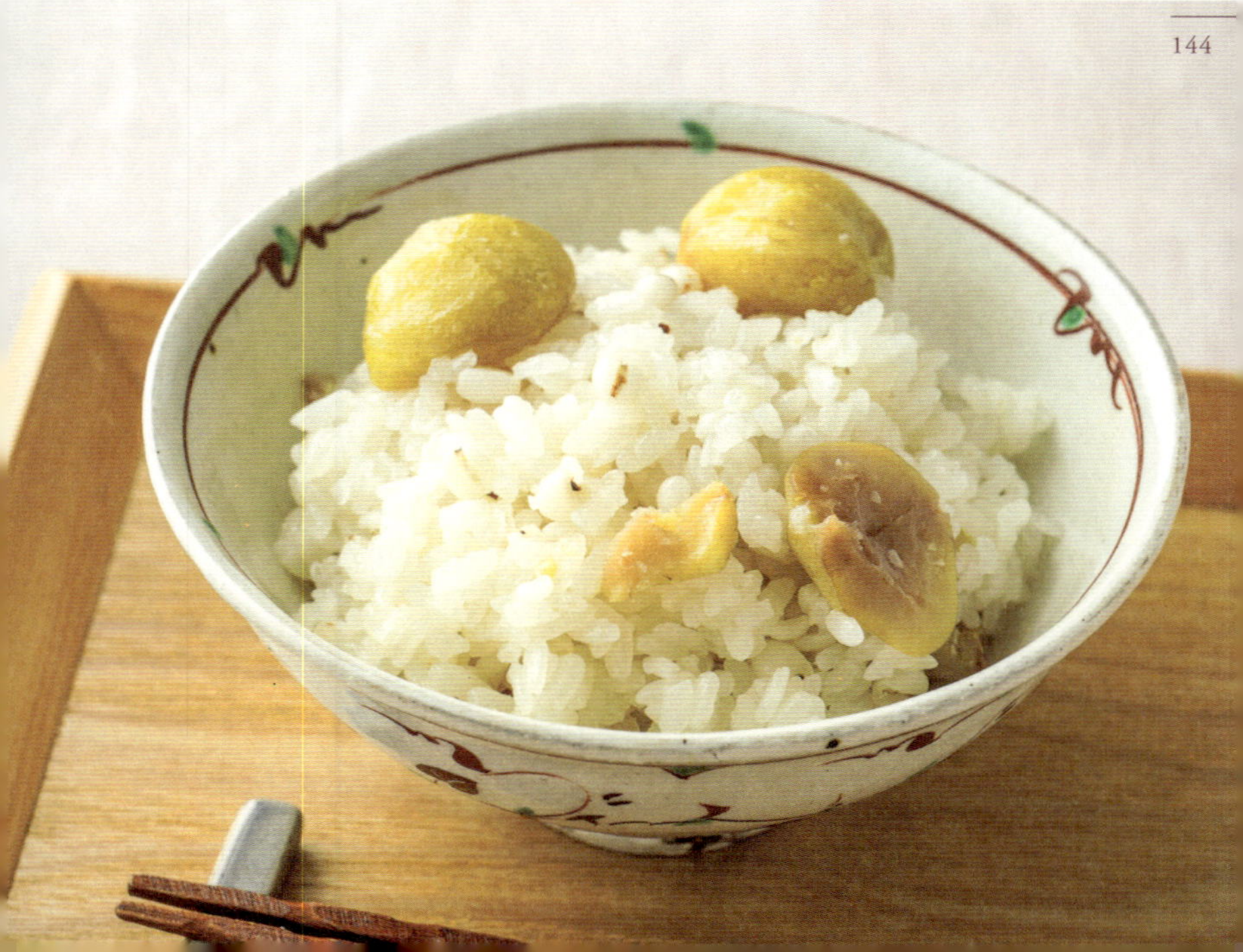

美肌効果と乾燥対策に◎

豆花《トウファ》

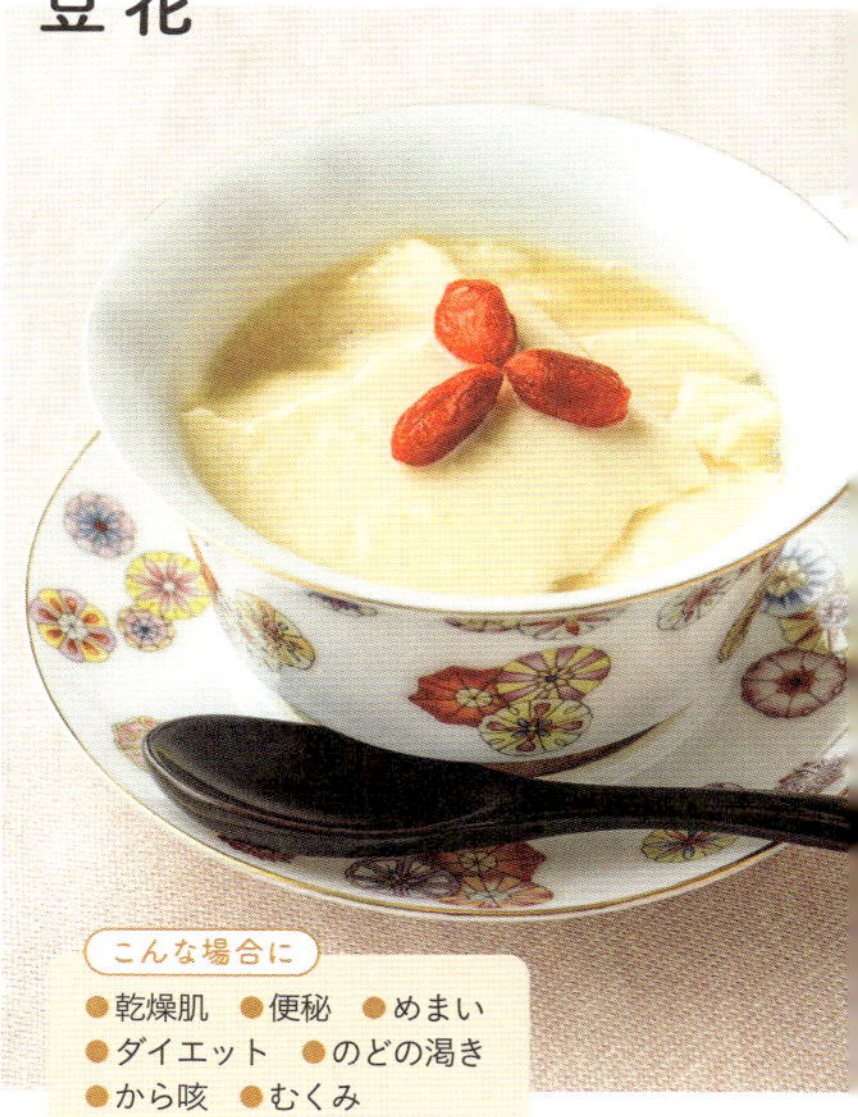

材料（2～3人分）

豆乳（無調製）… 350mℓ
粉寒天…小さじ½
砂糖…大さじ1
クコの実… 6粒
しょうがシロップ（下記参照）…適量

つくり方

1 鍋に豆乳200mℓ、粉寒天を入れてよく混ぜ合わせる。中火にかけ、煮立ったら弱火で1分ほど煮て火を止める。

2 1に砂糖を加えてよく混ぜ合わせたら残りの豆乳を加えて混ぜる。バットなどに流し入れ、冷蔵庫で冷やし固める。

3 クコの実は水で戻す。

4 器に2を盛り、しょうがシロップをかけ、3を飾る。

しょうがシロップのつくり方

鍋にしょうがの薄切り15g、きび砂糖40g、はちみつ小さじ2、水200mℓを入れ、中火にかける。砂糖が溶けたら火を止め、そのまま冷ます。

こんな場合に

●乾燥肌 ●便秘 ●めまい
●ダイエット ●のどの渇き
●から咳 ●むくみ

体の潤いをアップ！

焼き柿

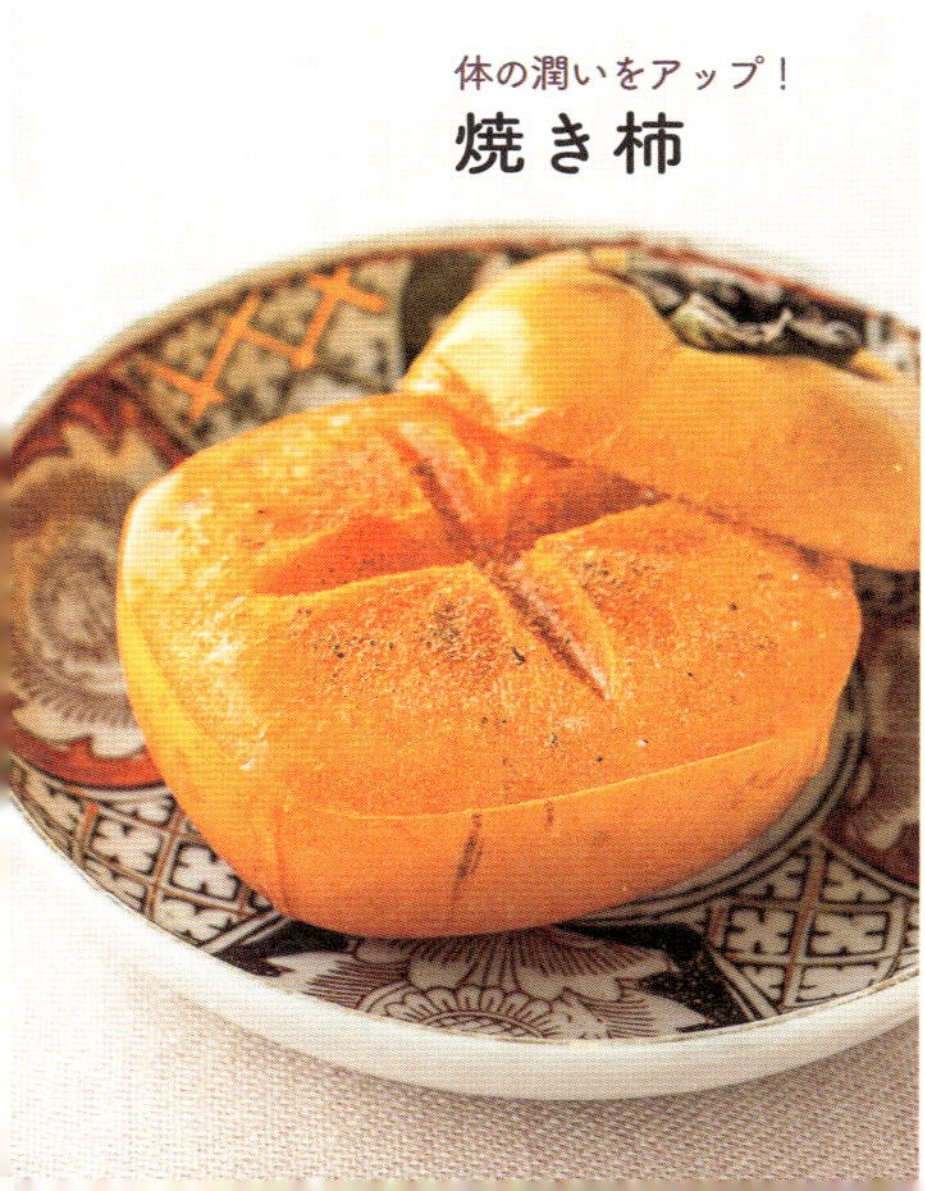

材料（1人分）

柿… 1個
シナモンパウダー（好みで）…少々

つくり方

1 柿は上部1～2cmを切り、断面に十字の切り込みを入れる。アルミホイルを敷いた天板にのせ、オーブントースター（または魚焼きグリル）で10分ほど加熱する。

2 器に1を盛り、シナモンパウダーをふる。

こんな場合に

●ほてり ●便秘 ●口内炎
●二日酔い ●口の渇き ●発熱

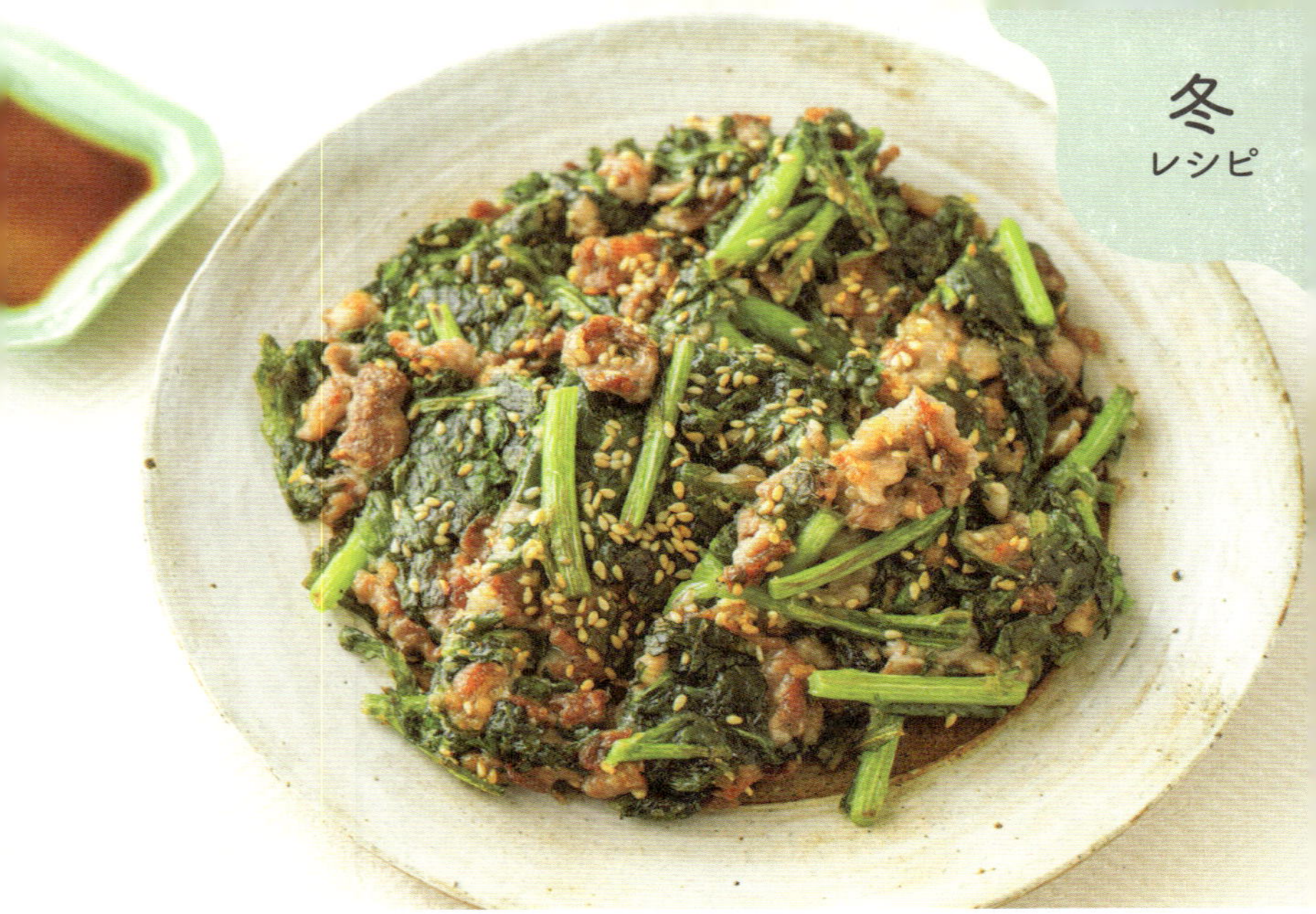

春菊と豚肉のチヂミ

精神を安定させる働きのある春菊をたっぷり使ってチヂミに。寒い季節は、小麦粉ではなく、米粉を使うと体を冷やさないのでおすすめです。

材料（2人分）

春菊…100g
豚こま切れ肉…150g
A ┌米粉（または小麦粉）…30g
　│水…大さじ2
　└塩…ひとつまみ
ごま油…大さじ3〜4
白炒りごま…大さじ2

つくり方

1 豚肉は小さく切る。フライパンを中火で熱し、豚肉を炒め、色が変わったら取り出す。

2 春菊は食べやすい長さに切る。

3 ボウルに1、2、Aを入れ、混ぜ合わせる。

4 フライパンにごま油を入れて中火で熱し、3を丸く広げて焼く。焼き色がついたら上下を返し、さらにこんがりするまで焼く。

5 4を食べやすい大きさに切って器に盛り、ごまをふる。好みで酢じょうゆ適量（分量外）をつけていただく。

こんな場合に

- イライラ
- 自律神経の乱れ
- 咳
- 頭痛
- めまい
- PMS
- 乾燥肌
- 虚弱体質
- アンチエイジング

さといものごまみそ和え

旬のさといものおいしさを余すことなく味わえる一品です。さといもは、痰を取り除いて、胃腸を元気にする働きが。乾燥予防に白ごまをたっぷり使って。

材料（2人分）

さといも…大3個（または小5〜6個）

A
- だし汁（または水）…大さじ2
- 白すりごま、白みそ…各大さじ1
- 砂糖…小さじ1

こんな場合に

●痰がからむ咳　●便秘　●消化不良
●胃腸の不調　●むくみ　●乾燥肌

つくり方

1 さといもは皮をむきやすいようぐるっと1周切り込みを入れる。鍋にたっぷりの湯を沸かし、さといもを竹串がすっと通るくらいになるまでゆでる。ザルにあげ、粗熱が取れたら皮をむく。

2 ボウルにAを入れて混ぜ合わせ、1を加えて和える。

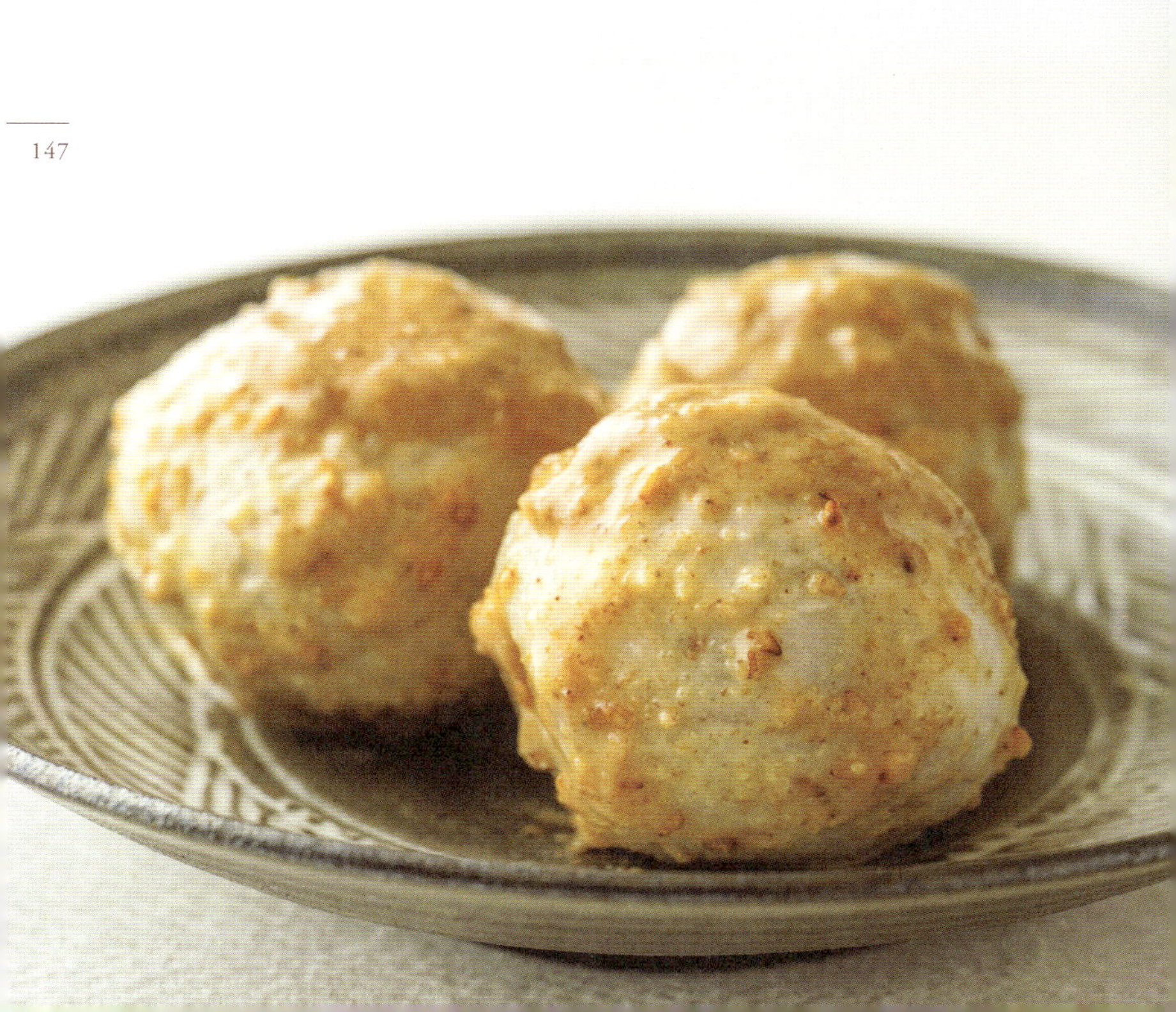

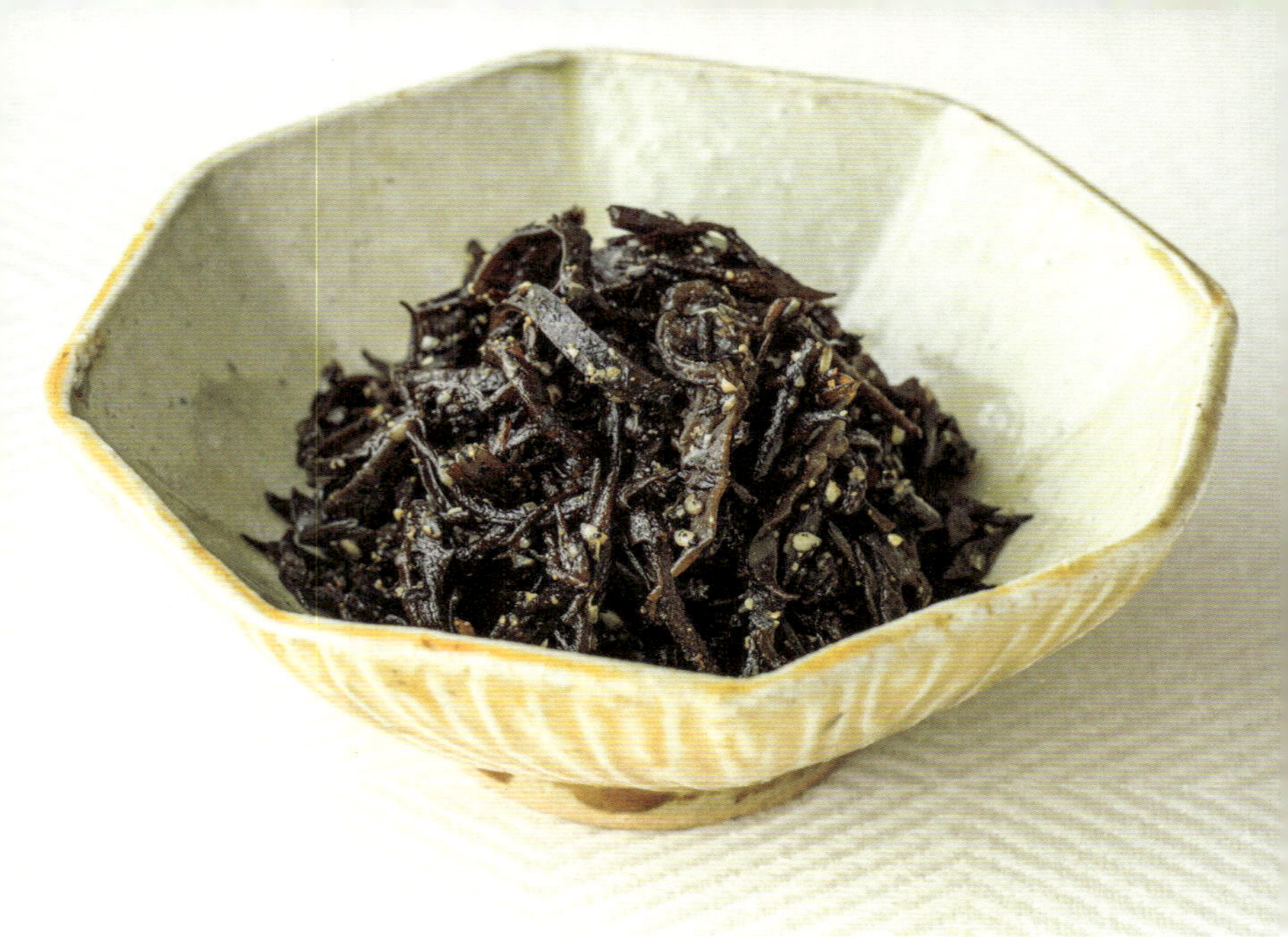

黒キクラゲとひじきのナムル

腎を補う黒キクラゲは、めまいの軽減など多くの効果があるので、積極的に取り入れたい食材。補血作用のあるひじきと組み合わせると、血の巡りが改善。

材料（つくりやすい分量）

乾燥黒キクラゲ…5g
乾燥ひじき…10g
ごま油…小さじ1
おろしにんにく…少々
A
- 黒すりごま…大さじ1
- しょうゆ…小さじ2
- みりん…小さじ1
- 酒…小さじ1

塩…少々

つくり方

1 キクラゲ、ひじきはたっぷりの水で戻し、ザルにあげて水気をきる。キクラゲは3㎜幅の細切りにする。

2 フライパンにごま油、にんにくを入れて弱火で炒め、香りが立ったら1を加えて中火で炒める。油が全体に回ったらAを加えて汁気がなくなるまで炒め、塩で味を調える。

こんな場合に

●めまい ●乾燥肌 ●貧血 ●血行不良
●月経痛 ●肌のくすみ ●頭痛 ●肩こり
●便秘 ●むくみ ●肥満 ●不眠 ●白髪

牡蠣のオムレツ

滋養強壮の働きがある牡蠣がたっぷり入った台湾風オムレツです。疲れに効くほか、精神の安定や睡眠の質を改善する効果も。レモンを絞るとさっぱり。

材料（2〜3人分）

牡蠣のむき身…200g
たまご…2個
万能ねぎ（小口切り）…30g
A［酒…小さじ1
　 塩…少々
B［片栗粉…50g
　 水…大さじ3
塩…少々
ごま油…大さじ3
パクチー（ざく切り・好みで）…適量
レモン（くし形に切る）…適量

こんな場合に

- 慢性疲労
- イライラ
- 精神不安
- ほてり
- 貧血
- 二日酔い
- 不眠
- 乾燥肌
- 髪のパサつき

つくり方

1 ボウルに牡蠣を入れ、片栗粉適量（分量外）を優しく混ぜる。別のボウルに水を入れ、塩少々（分量外）を加えて溶かし、牡蠣を優しく洗い、ペーパータオルで水気を拭き取る。Aで下味をつけ、Bと合わせる。

2 別のボウルにたまごを溶きほぐし、万能ねぎ、塩を加えて混ぜる。

3 フライパンにごま油を入れて中火で熱し、1を広げて入れ、ふたをして2〜3分焼く。2を流し入れ、弱めの中火でさらに2〜3分焼く。裏返して焼き色がつくまで焼く。

4 器に3を盛り、パクチーをのせ、レモンを添える。

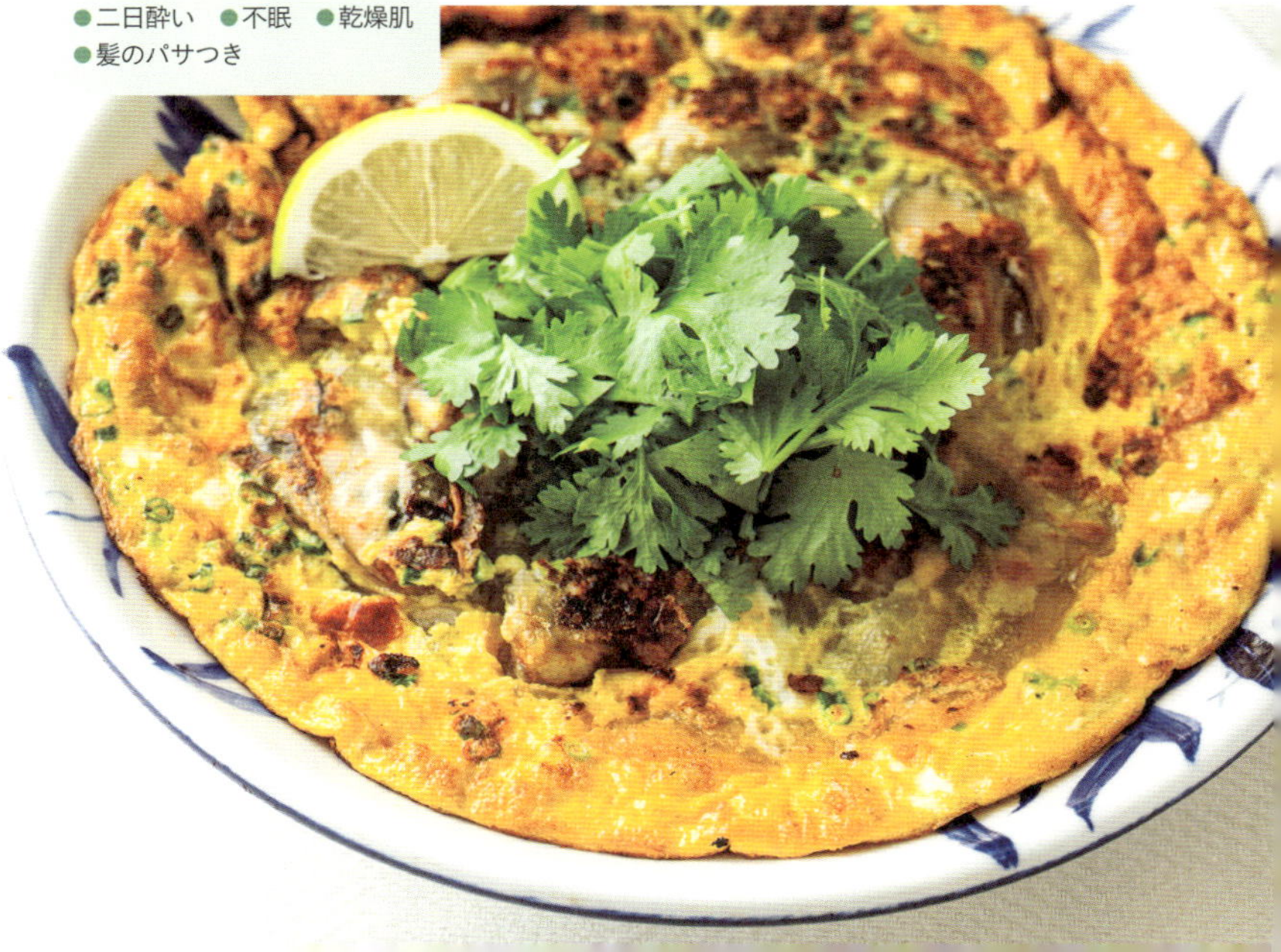

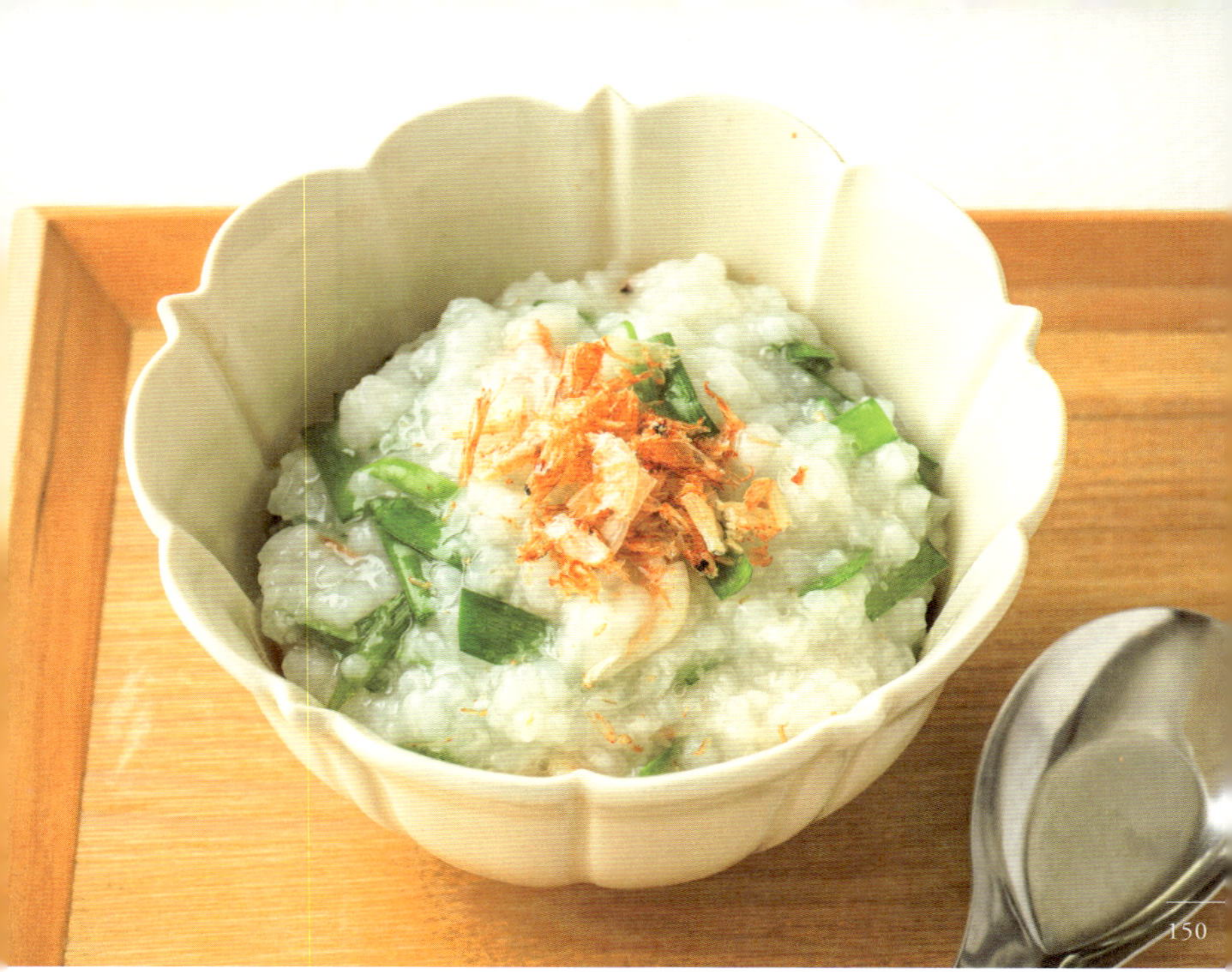

ニラと桜エビのお粥

温かく消化の良いお粥は、胃腸に負担をかけにくく、本場中国でも朝に食べられている養生食です。厳しい寒さが続く日は、体を温めるニラと桜エビをプラスして。

材料（2人分）

米…70g
ニラ…30g
乾燥桜エビ…5g
水…700㎖
塩…小さじ½〜1

こんな場合に

●体の冷え ●腰痛 ●月経不順
●月経痛 ●血行不良 ●疲労
●胃痛 ●食欲不振 ●下痢

つくり方

1 米はといでザルにあげて水気をきる。ニラは1.5㎝長さに切る。

2 鍋に米、桜エビ、水を入れ、中火にかける。煮立ったら木べらで鍋底に米がつかないよう優しく混ぜる。箸1本分のすき間をあけてふたをし、弱火で30分ほど煮る。

3 2にニラを加えて混ぜ、塩で味を調える。器に盛り、好みで桜エビ適量（分量外）をのせる。

かぼちゃ白玉のお汁粉

体を温めるかぼちゃと、体内の余分な水分を排出する小豆を使ったスイーツです。小豆は煮たあと、一晩おくと甘味がなじみます。

材料（3～4人分）

かぼちゃ…150g
小豆…100g
白玉粉…50g
砂糖…30g

つくり方

1 小豆は洗って水気をきり、鍋に入れ、ひたひたの水を注ぐ。中火にかけ、沸騰したらやや火を弱め、1時間ほど煮る（途中、小豆が煮汁の表面から出るようなら水を適宜足す）。小豆が柔らかくなったら砂糖を加えて混ぜ、溶けたら火を止める。

2 かぼちゃはラップで包み、電子レンジ（600W）で2分加熱する。取り出して種と皮を除き、一口大に切る。耐熱ボウルに入れ、ラップをして電子レンジでさらに2分加熱する。熱いうちにフォークの背などでつぶす。

3 2に白玉粉を加え、耳たぶくらいの柔らかさになるまでこねたら食べやすい大きさに丸める。鍋にたっぷりの湯を沸かし、白玉をゆでる。白玉が浮いてきてさらに1～2分ゆでたら冷水に取る。

4 器に1を盛り、水気をきった3をのせる。

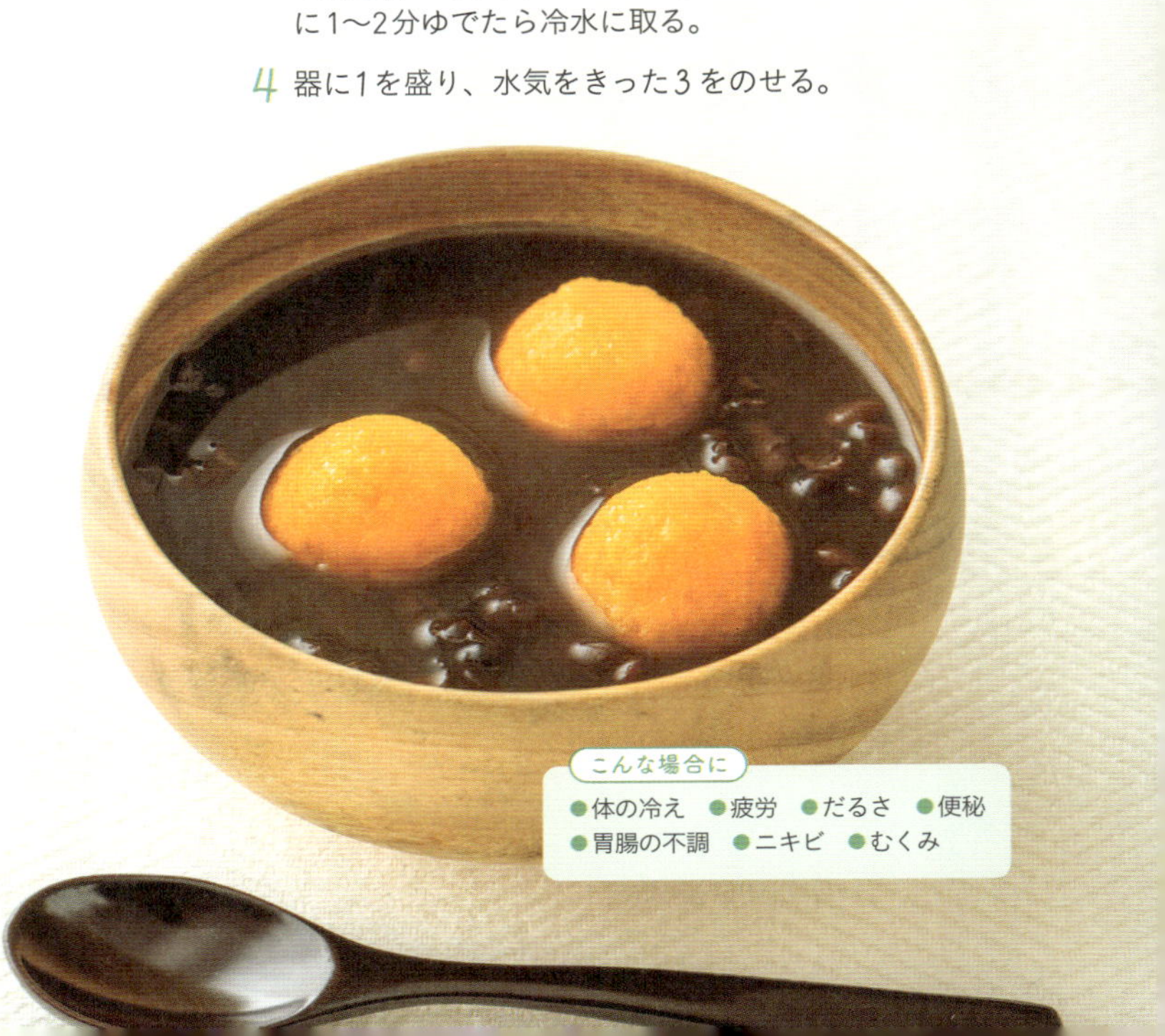

こんな場合に
●体の冷え ●疲労 ●だるさ ●便秘
●胃腸の不調 ●ニキビ ●むくみ

巻末付録

困ったときの
ツボ押し&食養生

不意に訪れる痛みや不快感。そんなときはすぐに対処できるツボ押しが役に立ちます。覚えておくと便利なツボ押しをケース別にご紹介。

ケース1

肩こり

長時間同じ姿勢で座っていたり、ストレスが溜まったりすると生じやすい肩の痛みやこり。東洋医学では、肩周辺の経路に気・血の巡りや栄養が行き届いていないことが原因だと考えられています。また体が冷えることで、急に症状が出る場合も。日頃からバランスのとれた食事を心がけ、ストレスを溜め込まないようにしましょう。湯船に肩までつかるなど、血流を促す習慣も大切です。

肩こりに効果的なツボ

肩井《けんせい》を押す

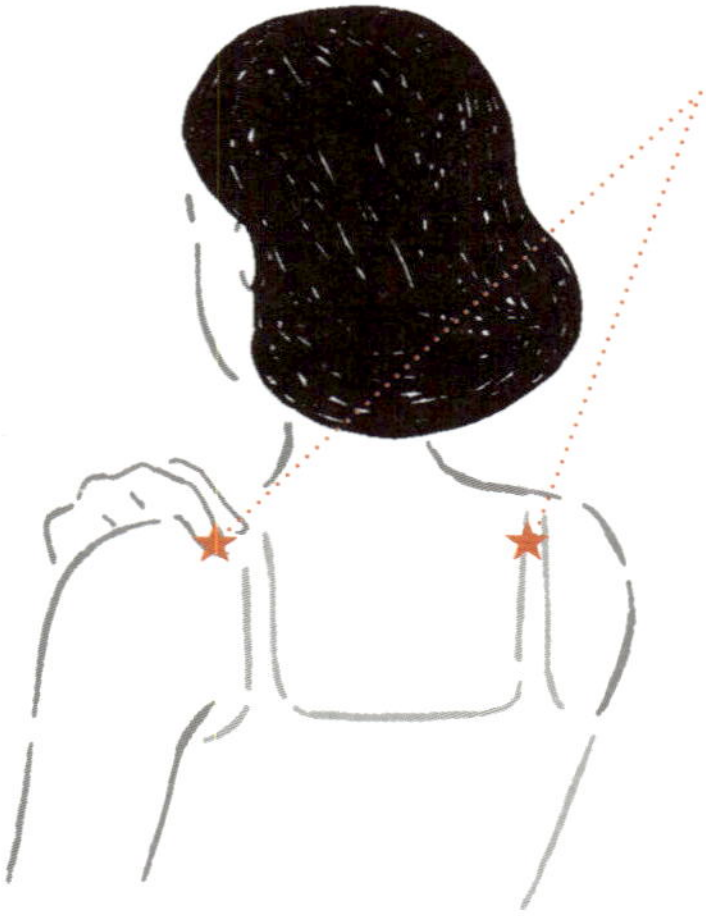

首のつけ根と肩先をつなぐライン上の中央にある盛り上がった部分を、反対側の手の指の腹で押す。痛気持ちいいと感じる程度の力加減で。こぶしでたたいても。

おすすめ食材

血の巡りを良くする食材を摂り、血行不良を改善しましょう。
納豆、ブルーベリー、プルーン、サンマや鰯などの青魚、鮭、黒砂糖、パセリ、黒キクラゲ、チンゲンサイ、黒豆、酢など

ケース 2

腰痛

東洋医学では「腰は腎の府」と呼び、生命力の源となる気が集まる場所だといわれています。腰痛は加齢や睡眠不足によって、腎の働きが低下し、精力が減退している状態なので、腎の働きを補うことが大切。また腰には気や血が流れる経絡が集まっているため、経絡の巡りが悪化すると栄養が行き届かず、痛みが発症する場合も。気血の流れを良くし、冷えを取り除くことも有効です。

腰痛に効果的なツボ

腎兪《じんゆ》 命門《めいもん》 志室《ししつ》を押す

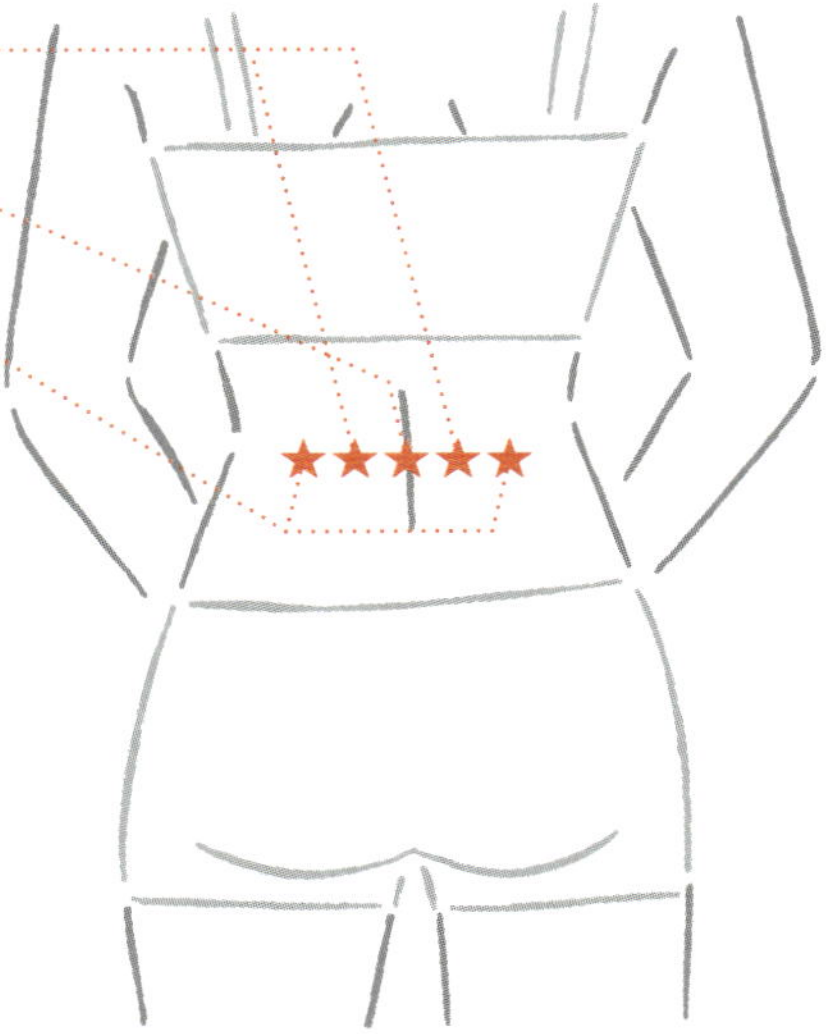

腰痛はウエストのくびれ上のラインにある3つのツボ押しが基本。命門はおへその裏側に、腎兪は命門から指幅2本分外側の左右に、志室は命門から指幅4本分外側の左右にある。指先で円を描くように押したり、この一帯を揉んだり、トントンたたいたりする。

おすすめ食材

腎を補って体を温める食べ物を選んで。
エビ、ニラ、クルミ、ラム肉、鹿肉、なまこ、栗など

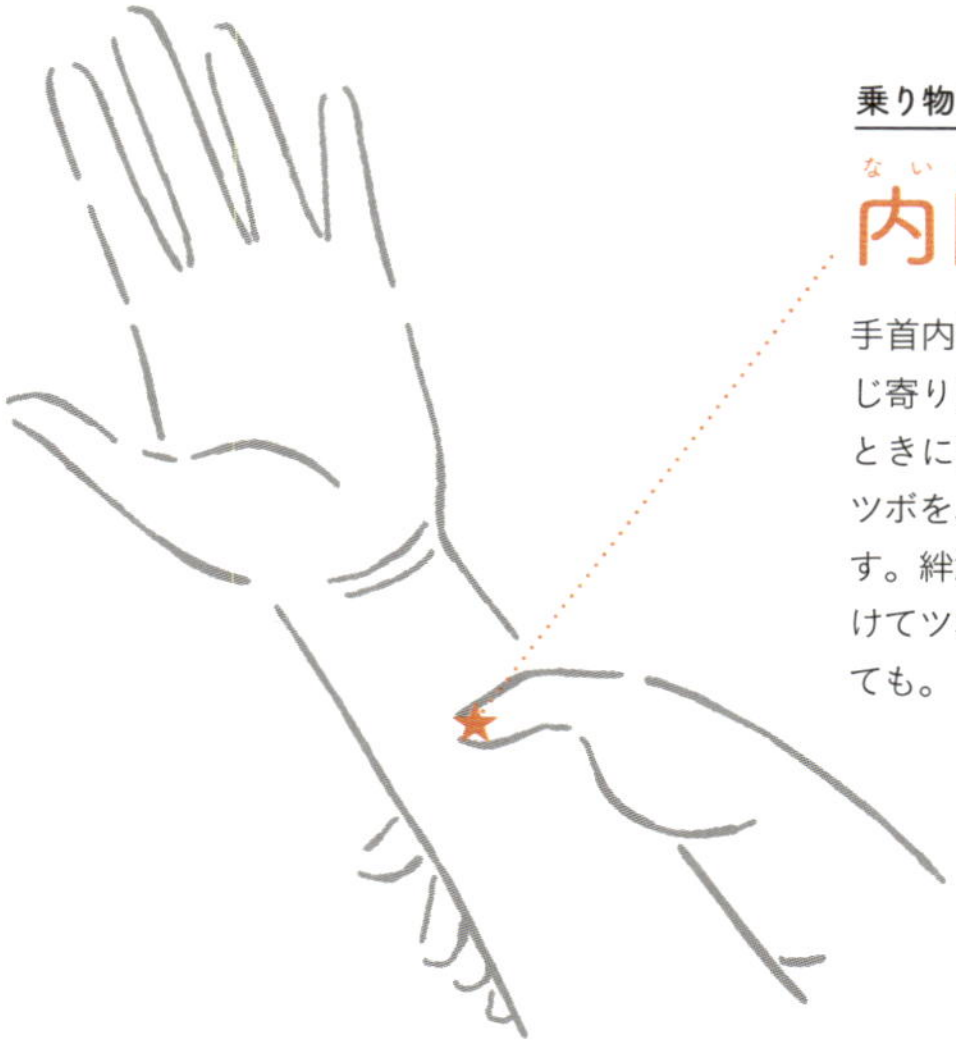

乗り物酔い・吐き気に効果的なツボ

内関《ないかん》を押す

手首内側のしわから指幅3本分ひじ寄りにある、手のひらを握ったときに浮き出る2本の腱間にあるツボを、親指の腹で少し強めに押す。絆創膏に米粒か小豆を1粒つけてツボに当たるように貼り付けても。

ケース3

乗り物酔い・吐き気

おすすめ食材

胃腸を整え、体の余分な水分を排出する食べ物を摂りましょう。
はと麦、いんげん、大豆、うるち米、枝豆、
かぼちゃ、しょうが、ミント、トウモロコシなど

乗り物酔いや吐き気は、体内の水分代謝が乱れ、余分な水分が溜まっている「痰湿《たんしつ》」が原因のひとつ。乗り物酔いになりやすい人は胃腸が弱いタイプに多い傾向があり、旅行や帰省などで長距離移動を控えている場合は意識して胃腸を整えて。暴飲暴食、脂っこくて味の濃い食事、甘いものなどの摂り過ぎは胃腸の負担になります。もし気分が悪くなったらツボ押しと同時に、深呼吸をしましょう。

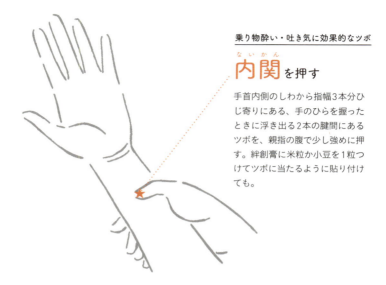

ケース4

眠気

仕事中や勉強中など日中に強烈な眠気が襲ってきて、うっかり眠ってしまいそうになる場合も。東洋医学では、眠くなるのは気(=エネルギー)の不足だと考えられています。食後に眠くなるのも、脾が食べ物の消化に気を使うため、一時的に全身への気の供給が不足することが原因。日頃から休息をしっかりとり、夜は早めに就寝し、適度な運動を心がけるなど気を不足させないことも大切です。

眠気に効果的なツボ

人中《じんちゅう》を押す

鼻の下と上唇の間の溝にあるツボを指の腹でしっかり押す。別名「水溝《すいこう》」とも呼ばれる。

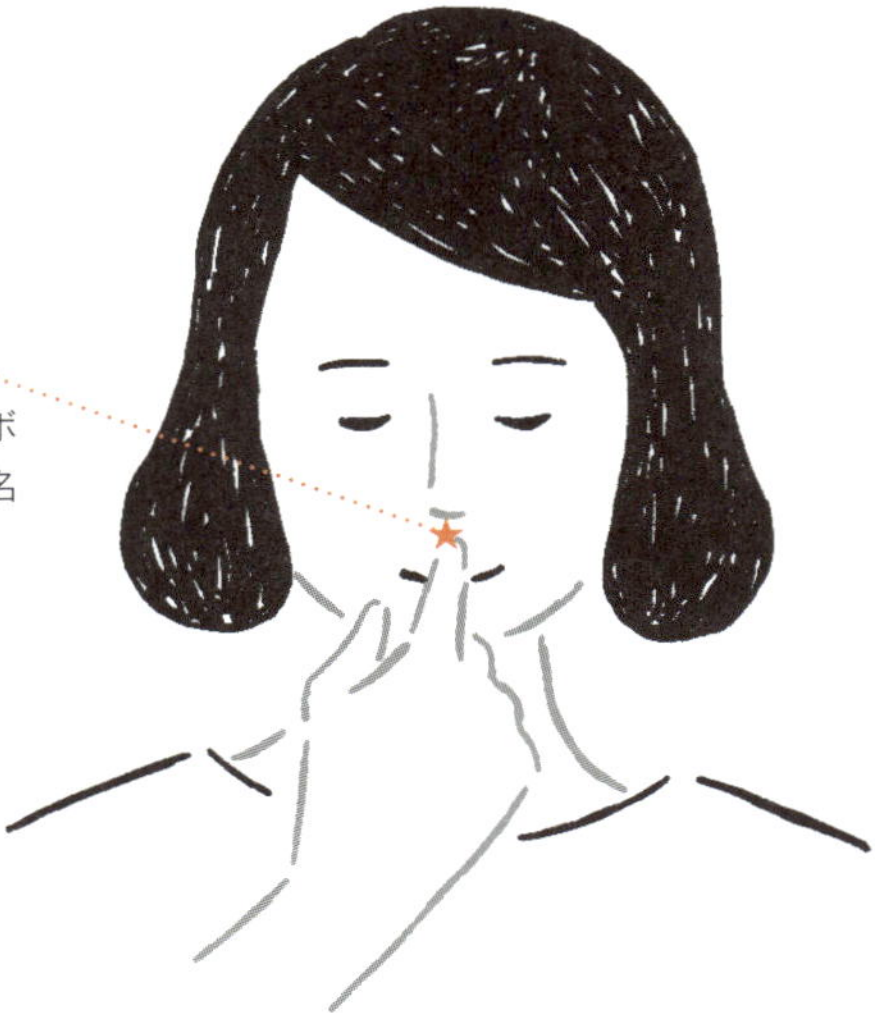

おすすめ食材

気の巡りを良くし、目を覚まさせる飲み物をチョイス。
コーヒー、緑茶、ミント、ジャスミン茶、グレープフルーツなど

ケース 5

緊張

人前で話したり、頑張ってきたことの本番を迎えたりと、日常では緊張でソワソワする場面が多々あります。適度な緊張はいいパフォーマンスを生み出すこともありますが、過度な緊張は体調不良の原因にも。緊張が続くのは、肝の機能がうまく働いていない可能性が。睡眠不足やスマホの使い過ぎなどで、肝血（肝の血）が不足すると、不安などメンタルの不調が出やすくなるので気をつけて。

緊張に効果的なツボ

労宮《ろうきゅう》を押す

手のひらを握ったときに、人さし指と中指の指先が手のひらに当たるところの中間点。親指の腹で、手首側から指先へ向かって押し上げるイメージで押す。

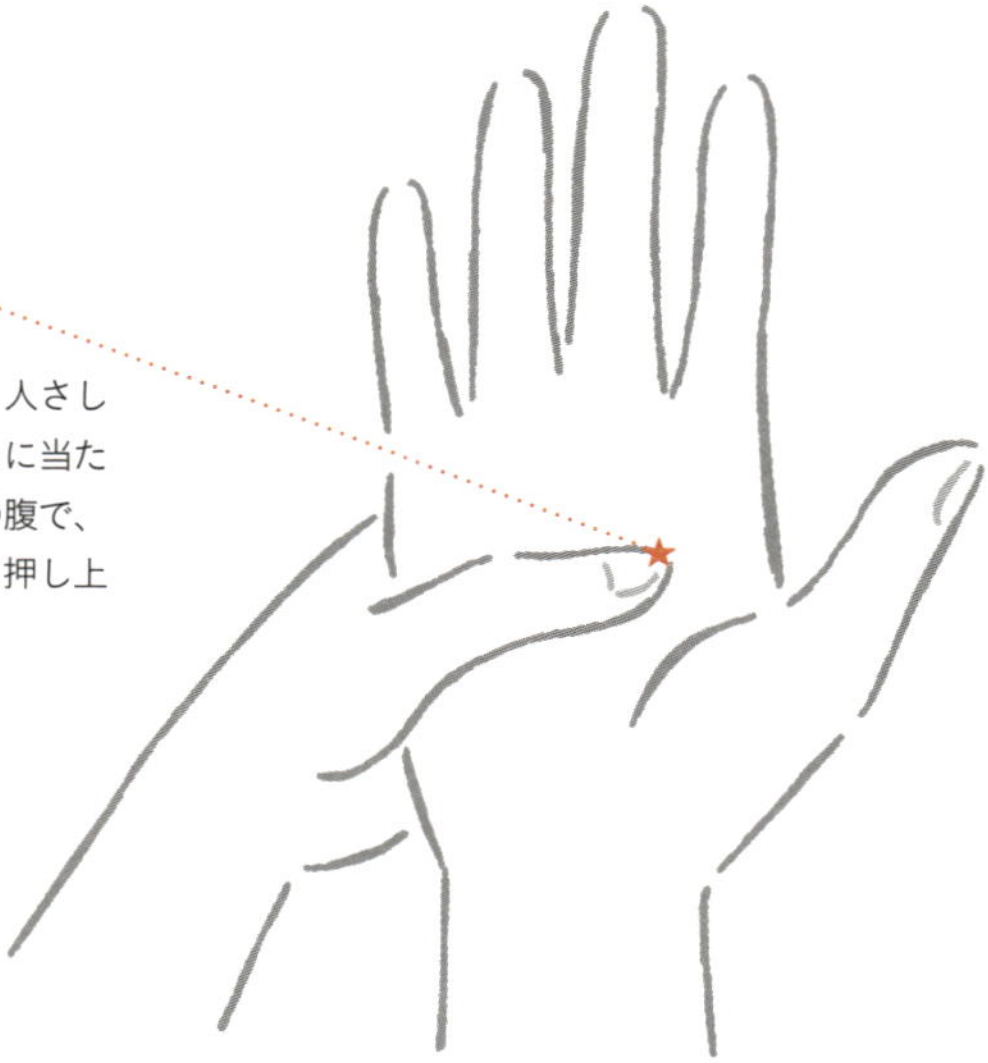

おすすめ食材

心を落ち着かせる食材を選びましょう。
小麦（全粒粉）、牡蠣、たまご、ウーロン茶、紅茶、ゆり根、ナツメなど

ケース6

耳鳴り

外界で音が鳴っていないのに「キーン」や「ジージー」などの音が聞こえる不快な耳鳴りは、耳だけのトラブルではありません。「キーン」という高い金属音のような耳鳴りは特に20～40代の若い層に多く、ストレスが主な原因で、めまいを併発することも。「ジージー」とセミが鳴くような低音が鳴る場合は、老化や虚弱が主な原因で、腎の働きが弱くなることで起こりやすくなります。

おすすめ食材

腎の働きを補う「補腎」の食材を摂って。
黒ごま、黒豆、黒キクラゲ、栗、クルミ、ブロッコリー、豚肉など

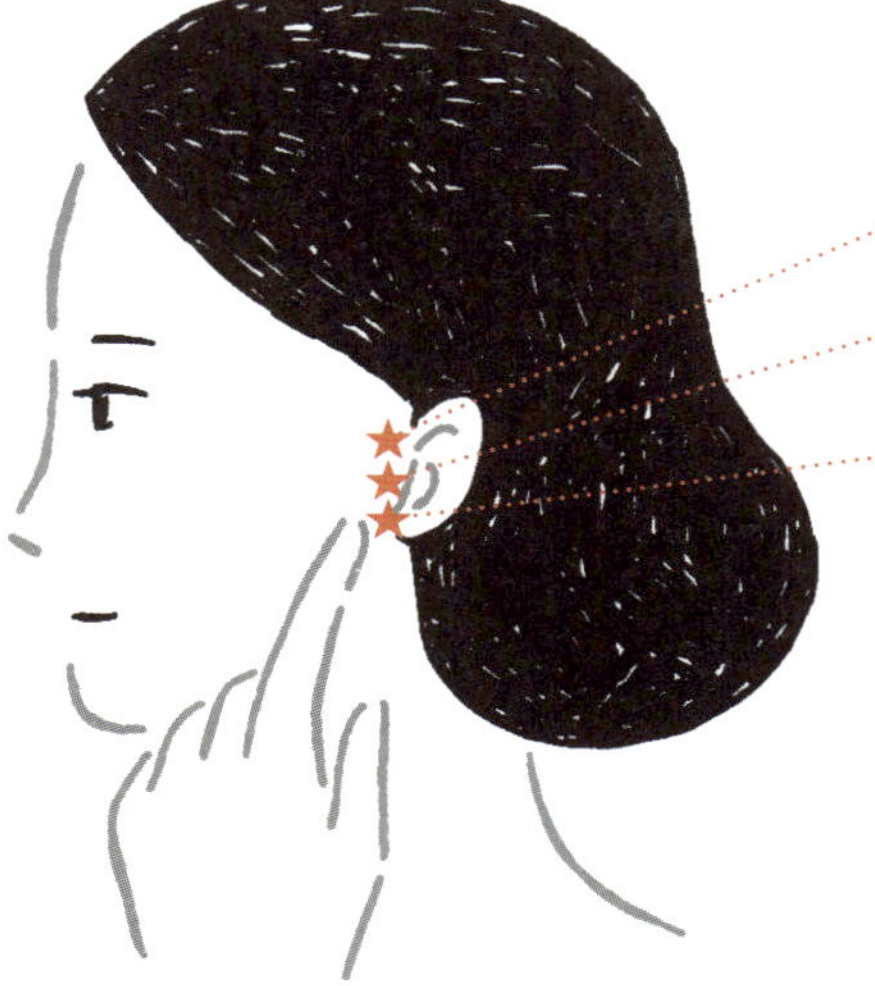

耳鳴りに効果的なツボ

耳門《じもん》 聴宮《ちょうきゅう》 聴会《ちょうえ》を押す

耳鳴りには、耳の穴の手前に並ぶ3つのツボ押しが有効。聴宮は耳の穴の突起の前方にある、口を開けたときにくぼみができるところ。耳門は聴宮の少し上に位置し、聴会は聴宮の少し下に位置する。それぞれ円を描くように指の腹で押す。

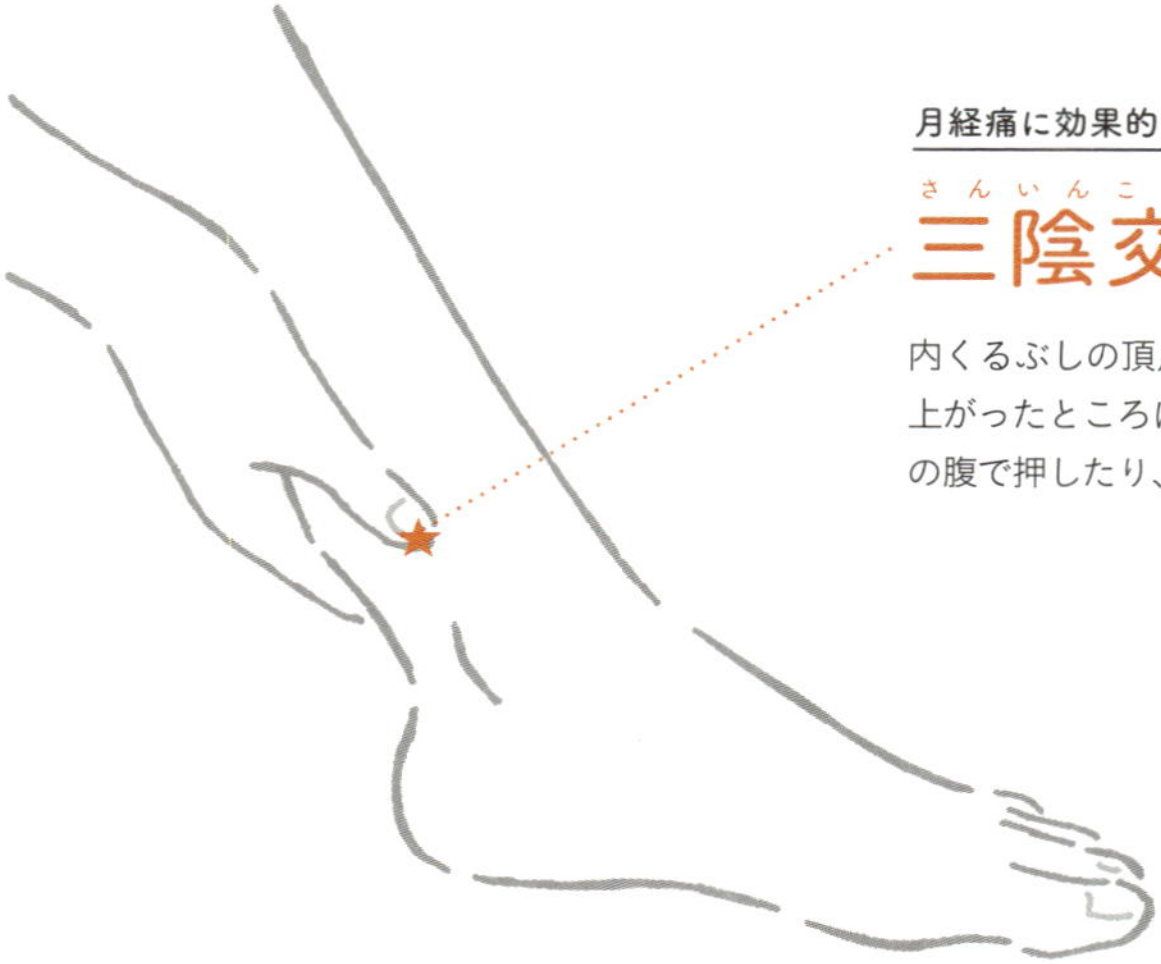

月経痛に効果的なツボ

三陰交《さんいんこう》を押す

内くるぶしの頂点から指幅4本分上がったところにあるツボを、指の腹で押したり、さすったりする。

おすすめ食材

血流を良くする食べ物で、血行不良の改善を。納豆、ブルーベリー、プルーン、サンマや鰯などの青魚、鮭、黒砂糖、小松菜、黒キクラゲ、黒豆、酢、パセリなど

ケース7

月経痛

下腹部の痛みや違和感など、「毎月のことだから」と我慢しがちな月経痛ですが、セルフケアすることでその痛みが緩和することも。東洋医学で女性の体は、気血が充実することで月経が始まり、月経が終わると、体が気血を補充するというサイクルになっています。月経中は、気と血が空っぽになるため、無理は禁物。ストレスを溜めないよう心がけ、栄養のある食べ物を摂り、睡眠を大事にしましょう。

ケース 8

PMS

月経の始まる1～2週間前から、頭痛や眠気、乳房の張りなどの身体的な不快と、憂うつや情緒不安定などの精神的な乱れが現れるPMS（月経前症候群）。東洋医学では、月経前に特にイライラしやすい人は気の巡りが悪い「気滞《きたい》」タイプと呼ばれ、ストレスを溜めないことが大切。普段から買い物をしたり、誰かと話したりしてこまめに発散させましょう。瞑想やヨガ、ストレッチなどもおすすめです。

PMSに効果的なツボ

太衝《たいしょう》を押す

足の甲にある、親指と人さし指の骨が交差するV字のややくぼんだところを、指の腹で押して優しく揉んだり、円を描くように押したりする。

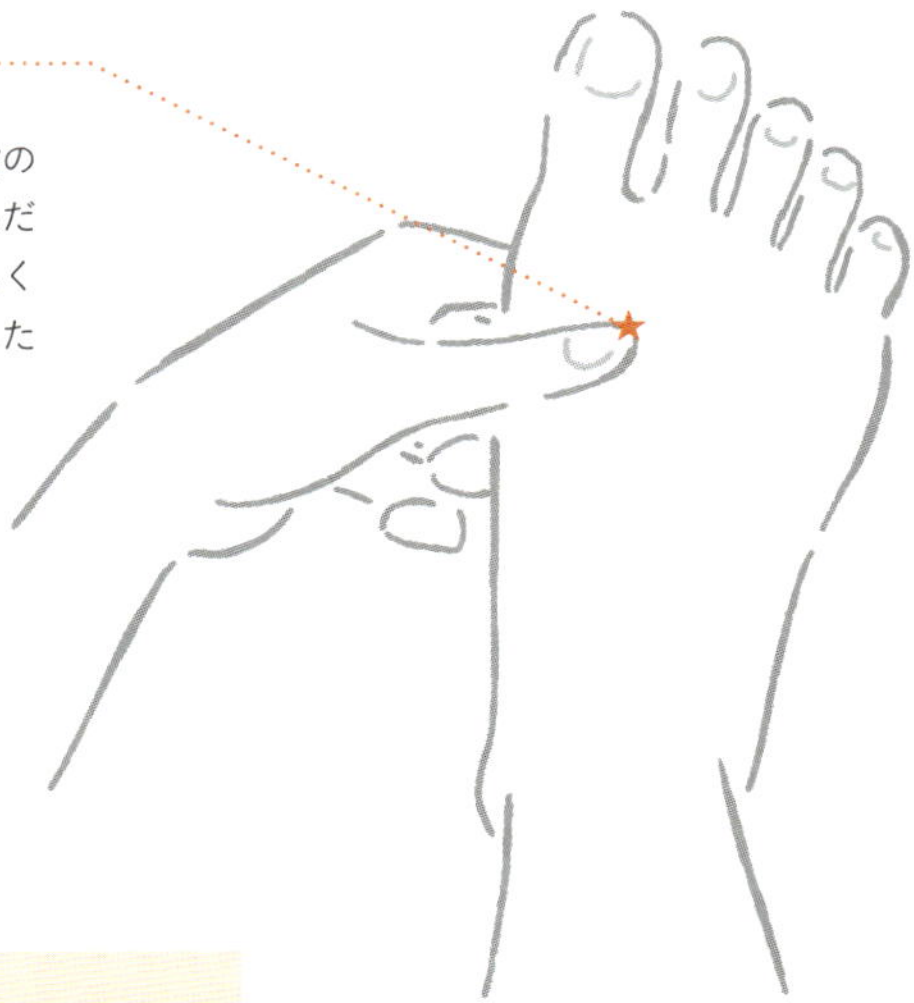

おすすめ食材

体内のエネルギーである気の巡りを良くする食べ物を摂りましょう。
ピーマン、金柑、グレープフルーツ、ミント、カモミール、ジャスミン茶、春菊、セロリ、シークワーサー、柚子、龍眼（フルーツ）など

著者 田中友也（たなかともや）

鍼灸師、国際中医専門員（国際中医師）、国際中医薬膳管理師、登録販売者資格保持。関西学院大学法学部卒業後、「イスクラ中医薬研修塾」にて中医学の基礎を学び、北京中医薬大学、上海中医薬大学などで研修。幼い頃より母親のもと、漢方や薬膳を身近に過ごし、現在、兵庫県にあるCoCo美漢方（ここびかんぽう）で日々、健康相談にのる傍ら、鍼灸師として施術も行う。四季折々に感じる体から心までの不調の解消法などをSNSで発信するほか、コラムやセミナーなどを通じて親しみやすいトーンで、漢方や中医学など東洋医学の普及に努めている。主な著者に『こころと体がラクになる ツボ押し養生』（Gakken）、『いちばんやさしいおうち食養生 疲れた日の漢方ごはん』（KADOKAWA）などがある。

X（旧Twitter） @mococo321

参考図書

『性味表大事典―先人に学ぶ食品群別・効能別どちらからも引ける（改訂増補版）』竹内郁子 編著

『暮らしの薬膳手帖』国際中医薬膳管理師会編、高級中医薬膳伝授師 和田暁監修

心と体を整える

おいしい漢方

発行日 2024年10月10日 初版第1刷発行

著者 田中友也

発行者 秋尾弘史

発行所 株式会社 扶桑社
〒105-8070
東京都港区海岸1-2-20 汐留ビルディング
電話 03-5843-8842（編集）
03-5843-8143（メールセンター）
www.fusosha.co.jp

印刷・製本 サンケイ総合印刷株式会社

レシピ提供／田中康子、
福井茜（Xiling）、田中香織
デザイン／蓮尾真沙子（tri）
イラスト／イオクサツキ
撮影／山川修一
撮影協力／UTUWA
校正／小出美由規
DTP／Sun Fuerza
編集協力／小高希久恵
編集／斉田麻理子

Special Thanks
今井太郎
生出拓郎
松本美佳
酒井優子
鈴木梢 （敬称略）

ISBN978-4-594-09883-4

※本書は2019年に発売された『CoCo美漢方 田中の12か月のおいしい漢方』（小社刊）に加筆修正し、再編集したものです